Luis Rafael Moscote-Salazar

Neuroemergencias
Elementos esenciales para el Médico General

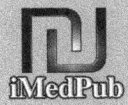
iMedPub

Título Original de la Obra: Neuroemergencias.
Elementos esenciales para el Médico general

Autor: Luis Rafael Moscote-Salazar

ISBN 13:   978-1478340348
ISBN 10:   1478340347

Diseño interiores y portada: Elizabeth Log
design@imedpub.com

Maquetación: Cristina Costey

Versión editada por: **Internet Medical Publishing**
info@imedpub.com
http://imedpub.com/

Primera Edición   2012

Colaboradores

Dr. Daniel Godoy
Sanatorio Pasteur
Catamarca-Argentina

Dra. Ana Canale
Sanatorio Pasteur
Catamarca-Argentina

Dr. Gabriel Alcalá-Cerra
Neurocirugía
Cartagena de Indias-Colombia

Dra. Sandra Castellar-Leones
Médico General
Valledupar-Colombia

Dr. Juan José Gutiérrez
Médico General
Cartagena de Indias-Colombia

IV

Dedicado

A Dios
A mi hijo Luis Rafael

Contenido

PREFACIO

La elaboración de este texto surgió de mi interés personal de llevar de manera sencilla conceptos de patologías neurológicas y neuroquirúrgicas a los estudiantes de ciencias de la salud y a los médicos generales. Las patologías que implican el compromiso del sistema nervioso son usualmente las que no son óptimamente manejadas. De esta manera surge el reto de transmitir en un lenguaje sencillo como debemos abordar en la urgencia las **NEUROEMERGENCIAS**.

NEUROEMERGENCIAS es un texto escrito de manera elocuente, actualizada, que sirve de introducción a las afecciones neurológicas y neuroquirúrgicas más frecuentes.

Finalmente quiero agradecer el apoyo de los Drs. Daniel Godoy en Argentina, Gabriel Alcalá Cerra y Sandra Milena Castellar en Colombia por su apoyo incondicional a esta propuesta.

Luis Rafael Moscote-Salazar

Valledupar, Abril de 2012

1

Modelo de historia clínica neurológica

1. DATOS DE IDENTIFICACIÓN

Nombre: _____

Edad: _____

Sexo: _____

Lugar de nacimiento: _____

Lugar de residencia: _____

Lugar de procedencia: _____

Fuente de la historia: _____

Confiabilidad de la fuente: _____

Numero de Historia: _____

2. MOTIVO DE CONSULTA: _____

3. ENFERMEDAD ACTUAL: _____

_____

_____

_____

_____

_____

4. REVISIÓN POR SISTEMAS:

_____

_____

_____

_____

5. ANTECEDENTES PERSONALES:

Médicos: _____

Quirúrgicos: _____

Alérgicos: _____

Farmacológicos: _____

Traumáticos: _____

Otros: _____

6. ANTECEDENTES FAMILIARES: _____

_____

7. EXAMEN FÍSICO GENERAL:

7.1 Signos vitales: TA: _____ Fc: _____ Fr: _____ T: _____

7.2 Cabeza: _____

7.3 Ojos: _____

7.4 Oídos: _____

7.5 Nariz: _____

7.6 Boca: _____

7.7 Cuello: _____

7.8 Tórax: _____

7.9 Pulmones: _____

7.10 Corazón: _____

7.11 Abdomen: _____

7.12 Genitourinario: _____

7.13 Extremidades: _____

8. EXAMEN FÍSICO NEUROLÓGICO

8.1 ESTADO MENTAL

   – Estado de conciencia: _____

   – Estado de orientación: _____

   – Atención: _____

   – Memoria: _____

   – Calculo: _____

   – Juicio: _____

   – Racionamiento: _____

   – Abstracción: _____

   – Praxias: _____

   – Agnosias: _____

8.2 LENGUAJE

   – Lenguaje hablado: _____

   – Lenguaje escrito: _____

8.3 PARES CRANEALES

- NC I. Olfatorio: _____
- NC II. Óptico: _____
  - Agudeza visual: _____
  - Campo visual: _____
  - Fundoscopia: _____
  _____
- NC III. Motor Ocular Común: _____
- NC IV. Patético: _____
- NC V. Trigémino: _____
- NC VI. Motor Ocular Externo: _____
- NC VII. Facial: _____
- NC VIII. Vestibulococlear: _____
  - Prueba de Weber: _____
  - Prueba de Rinne: _____
- NC IX. Glosofaríngeo: _____
- NC X. Vago: _____
- NC XI. Espinal: _____
- NC XII. Hipogloso: _____

8.4 FUNCIÓN MOTORA

- Inspección: _____
- Volumen muscular: _____
- Tono muscular: _____
- Fuerza muscular: _____
- Coordinación: _____
- Prueba de Romberg: _____

8.5 FUNCIÓN REFLEJA

- Miotáticos o musculares:
  - Bíceps (C5-C6): _____
  - Tricipital (C7-C8): _____
  - Radial: _____
  - Patelar (L2-L3-L4): _____
  - Aquíleo (S1-S2): _____
- Cutaneomucosos:
  - Corneal (N5 y N7): _____
  - Faríngeo (N9 y N10): _____
  - Cutaneoabdominales (D7-D12): _____
  - Cremasteriano: _____
  - Plantar (S1-S2): _____

8.6 FUNCIÓN SENSITIVA

– Sistema Sensitivo Periférico:

– Sensibilidad Superficial:

• Táctil: _____

• Dolorosa: _____

• Térmica _____

– Sensibilidad Profunda:

• Vibratoria: _____

• Sensibilidad propioceptiva: _____

– Sistema Sensitivo Cortical:

• Discriminación de dos puntos: _____

• Grafestesia: _____

• Estereognosia: _____

– Otras pruebas:

• Signo de Lasègue: _____

• Signo de Bragard: _____

• Signo de Sicard: _____

• Signo de Tinel: _____

• Signo de Phalen: _____

8.7 SIGNOS MENINGEOS:

– Kernig: _____

– Brudzisnky: _____

– Magnus Klein: _____

9. OTROS HALLAZGOS: _____

_____

_____

_____

_____

_____

10. DIAGNÓSTICO

10.1 ETIOLÓGICO: _____

10.2 TOPOGRÁFICO: _____

10.3 SINDROMÁTICO: _____

10. PLAN: _____

_____

_____

REALIZADA POR: _____

FECHA y HORA:

* Favor Diligenciar con letra clara y legible.

CAPÍTULO

2

Dolor Lumbar

Dr. Luis Rafael Moscote-Salazar
Dr. Gabriel Alcala-Cerra

El dolor lumbar, lumbalgia o lumbago es una de las patologías más prevalentes de la consulta médica. Se estima que un 50-80% de la población ha padecido dolor lumbar en algún momento de su vida haciéndose, en algunos de ellos, un síntoma crónico con múltiples molestias y limitaciones. La lumbalgia consume gran cantidad de recursos sanitarios: consultas, exploraciones complementarias, prescripciones, etc. Pero, también recursos socioeconómicos con motivo de las bajas laborales. En definitiva, se trata de un problema suficientemente importante como para que tomemos medidas, cada uno desde el ámbito que nos corresponde, que minimicen o resuelvan el problema de forma eficiente para nuestra sociedad.

La prevalencia anual del dolor lumbar, en población general adulta, oscila según diferentes estudios entre el 60 y 85%; es más frecuente en mujeres que hombres, el dolor agudo generalmente es autolimitado; el 90% de los pacientes afectados se mejoran en un lapso de 4 a 6 semanas y solo del 5-10% evolucionan a dolor crónico. En cerca del 85% de los pacientes con dolor lumbar no se encuentra causa subyacente clara. Es uno de los motivos más frecuentes de consulta médica.

Definición

Se define la lumbalgia como el dolor o malestar localizado entre el borde inferior de las últimas costillas y el pliegue inferior de la zona glútea, con o sin irradiación a una o ambas piernas; asociado generalmente a espasmo o tensión muscular.

Clasificación

Según el tiempo de duración del dolor, la Lumbalgia se clasifica en:

Aguda: dolor de menos de 6 semanas.

Subaguda: dolor de 6-12 semanas.

Crónica: más de 12 semanas con dolor.

Etiología

Las causas de la lumbalgia son múltiples; debido a que la región lumbar es una estructura compleja integrada por vértebras, discos vertebrales, nervios, articulaciones, músculos y ligamentos. Por lo tanto para el estudio de la lumbalgia las causas se pueden dividir en dos grupos:

I. Vertebrales

II. Extravertebrales

I. Causas vertebrales

Son todos los problemas que afectan a la región lumbar en su estructura ósea, discal, articular, radicular, ligamentaria, y musculatura paravertebral. Entre estos tenemos:

1. Descompensación mecanopostural
   - Alteración mecánica vertebral
   - Mala higiene de la columna
   - Traumatismos leves
   - Esguinces de primer grado
2. Traumática
   - Esguinces de segundo grado
   - Fracturas
   - Luxaciones y subluxaciones
   - Enfermedad discal
   - Degenerativa (osteoartrosis, síndrome facetario)
   - Infecciosa (osteomielitis piógena, hongos, TBC)
3. Conducto lumbar estrecho
4. Espondilitis infecciosa
5. Espondilosis
6. Espondilolistesis
7. Miofascitis
8. Tumor primario o metastásico (de cáncer de seno, riñón, pulmón, próstata, y tiroides)

II. Extravertebrales

1. Visceral
   - Gastrointestinal
   - Pancreático
   - Renal
   - Ginecológico

2. Cardiovascular

- Aneurisma de la aorta
- Enfermedad vascular periférica
- Infarto
- Tumoral secundario

3. Enfermedades reumáticas

4. Endocrinopatías

5. Estados postquirúrgicos

6. Enfermedades crónicas degenerativas

7. Psicógeno: causa no orgánica, se diagnostica después de descartar toda la posibilidad orgánica.

El 90% de las lumbalgias se producen por descompensación mecanopostural inespecíficas, y mejora con o sin tratamiento en un lapso no mayor a 2 semanas; solo un 10% persistirá con el dolor. Siendo las causas más frecuentes: la enfermedad discal con protrusión del disco intervertebral que puede o no acompañarse de compresión radicular, el conducto lumbar estrecho, la espondilólisis, y la espondilolistesis.

Evaluación clínica

Historia clínica

La anamnesis se debe enfocar en las características del dolor, forma de aparición y síntomas relacionados. En cuanto a las características del dolor se debe investigar la localización, el tipo de dolor, aparición, tiempo de evolución, intensidad, posiciones que lo empeoran o lo exacerban e irradiación, entre otros muchos signos a considerar. Con respecto a los síntomas relacionados en importante buscar signos de afección sistémica como fiebre, edema, taquicardia, pérdida de peso, entre otros.

Los aspectos psicológicos en el paciente con dolor lumbar son importantes, pues este último puede afectar la parte afectiva (ansiedad, mal humor o depresión que se evidencian en el 45% de los pacientes con lumbalgia, en los cuales, con un manejo adecuado, se puede disminuir el uso de otros medicamentos), la conductual o la cognitiva. Que el paciente conozca de su enfermedad, que sepa de las posibilidades de mejoría, que adopte un sentido crítico y positivo, que optimice su actividad física y que mejore la calidad del sueño conducen a un mejor pronóstico.

Exploración física

El examen físico debe hacerse con el paciente de pié, sentado y acostado, siguiendo el esquema semiológico en cuanto a inspección (marcha, relieves, atrofias, cojeras, acortamientos, trendelemburg, etc.), palpación (relieves, espasmos, puntos dolorosos, calor, sensibilidad, etc.) y función (arcos de movimiento, fuerza muscular, reflejos, dermatomas, miotomas, entre otros).

- En decúbito supino se deben evaluar las articulaciones sacroilíacas (maniobra de Fabre), las caderas, arcos de motilidad, dolor localizado, buscar signo de Bragard y Lasegué (positivo entre 30-60 grados, la evidencia muestra una sensibilidad del 91% y especificidad del 26%).
- En decúbito prono se revisan: nódulos, palpación de apófisis espinosas y glúteos (puntos dolorosos), palpación de músculos Paravertebrales y la presencia del signo de Lassegue invertido.
- En bipedestación se explora la fuerza muscular, la marcha verificando la forma del paso, la marcha en las puntas de los pies que evalúa el (S1) y marcha en talones (L5). La movilidad de la columna (flexión, extensión, rotación y lateralización) y la prueba de Schóber.

Ayudas diagnósticas

1. Radiología Simple

Recientes estudios reportan una alta incidencia de imágenes anormales en pacientes asintomáticos. Los rayos X iníciales pueden revelar las estructuras normales vertebrales y posibles anormalidades, que orientan a la causa del dolor lumbar y descartan imágenes tumorales benignas o malignas. Las proyecciones oblicuas ayudan a clarificar la etiología de la espondilolistesis, y a evaluar las facetas como causa del dolor.

2. Tomografía Axial Computarizada (TAC)

Está indicada cuando se sospecha hernia de núcleo pulposo (HNP), estenosis de canal raquídeo, tumores medulares, artropatías interapofisarias agresivas, para estudios de cicatrices epidurales, tumores primarios o secundarios, traumatismos raquídeos con evaluación del estado medular y en absceso para espinal. Es muy ndicado en patología lumbar.

3. Resonancia Nuclear Magnética

La RNM presenta ventajas sobre el TAC: mejor visualización de tejidos blandos, médula, contenidos del canal medular y la ausencia de radiaciones ionizantes. Sin embargo, cuando se quiere estudiar la estructura ósea, por ejemplo, en la planificación quirúrgica de las fracturas, es más útil la realización de un TAC. Esta es la más indicada cuando se presume HNP, tumores medulares, infecciones, tumores extramedulares, tumores primarios o secundarios, siringomielia, esclerosis múltiple, infarto medular, absceso paraespinal, y es de elección en Patología cervical.

4. Gammagrafía Ósea

Es muy sensible para la detección de áreas de aumento de renovación ósea, ya que los compuestos de difosfonato de tecnecio 99 y de indium 111 se incorporan a la matriz de hidroxiapatita del hueso. En patología osteoarticular define tempranamente si el dolor tiene explicación ósea o no, puede ayudar a enfocar el diagnóstico, sirve para definir compromiso monostótico o compromiso poliostótico, y su mayor utilidad es la detección temprana de una anormalidad y conducir en forma racional los ulteriores estudios. Es de ayuda en la detección precoz de procesos infecciosos y tumorales, y algunas veces para evidenciar una fractura no visible con técnicas habituales.

Tratamiento

El dolor lumbar agudo es, habitualmente, de etiología benigna con tendencia a la mejoría espontánea. No obstante, la persistencia de síntomas y las recurrencias son frecuentes. Por lo tanto, en su manejo, lo fundamental no será un tratamiento curativo, sino adoptar aquellas medidas que contribuyan a mejorar los síntomas más incapacitantes, favoreciendo el mantenimiento de la actividad habitual.

Manejo de la lumbalgia según evidencias

Reposo: Sólo se utiliza en los primeros días, cuando el dolor es invalidante. Posición libre para el descanso. Se sugiere reposo de las actividades que exacerban el dolor, es decir, no requiere cama en la gran mayoría de los casos, sólo evitar el dolor con la actividad física o laboral. Ya hay evidencias clínicas que demuestran que el reposo prolongado en cama acarrea más cronicidad del dolor.

Escuela de columna: Se trata de un programa de enseñanza dirigido a los pacientes, a los que se proporciona información general de la columna, posturas y actividades físicas recomendadas, prevención y ejercicios para la espalda. El contenido de los cursos varía mucho de un lugar a otro. Se trata de hacer partícipe al paciente del cuidado de su espalda para evitar así que los casos leves se cronifiquen y para conseguir la reincorporación social y laboral de los casos más graves o crónicos, está demostrado que no es muy eficaz en los casos agudos, pero si en el tratamiento crónico.

AINS

Son más efectivos que el placebo en pacientes con dolor lumbar agudo no complicado, pero no en pacientes con ciática aguda. No son más eficaces que los analgésicos (paracetamol, meptazinol), y todos los tipos de AINEs (piroxicam, ibuprofeno, diclofenaco, felbinaco y biarison) son igualmente efectivos para el dolor lumbar agudo. En cuanto al dolor crónico, son eficaces también y todos presentan una efectividad similar.

Paracetamol

Es beneficioso, aunque no más que los AINEs, la electroacupuntura o los ultrasonidos para la lumbalgia aguda. Parece ser igual de efectivo que el diflunisal para la lumbalgia crónica.

Relajantes musculares

Todos los tipos de relajantes (tizanidine, ciclobenzaprina, dantrolene, carisoprodol, metocarbamol y baclofén) son igualmente útiles para el dolor agudo y superiores al placebo. En cuanto al dolor crónico, la AHCPR señala que no hay beneficio demostrado y que el 30% de los pacientes experimenta somnolencia por la medicación.

Antidepresivos

Son ampliamente utilizados basándose en su efecto bloqueante sobre la recaptación de noradrenalina y serotonina, neurotransmisores que inhiben la transmisión de dolor a nivel medular y cerebral. Revisiones recientes concluyen que no hay evidencia científica suficiente, por limitaciones metodológicas, para apoyar o rechazar su uso en el dolor de espalda crónico. Pueden ser útiles para potenciar los efectos de otros analgésicos, y para mejorar el insomnio relacionado con el dolor. Parecen mas eficaces en el dolor radicular que en el no irradiado, y cuando el dolor tiene características neuropáticas.

Cuándo se necesita la cirugía

La indicación más común de la cirugía es la hernia de núcleo pulposo, que crea compresión mecánica e irritación química, y que no ha respondido a otros tratamientos. La indicación de la cirugía en el tratamiento del dolor lumbar crónico se basa en que el Dolor es teóricamente provocado por la movilidad de los segmentos vertebrales que muestran signos degenerativos en las imágenes radiográficas o en la RNM. Los procedimientos quirúrgicos utilizados son la fusión vertebral o artrodesis y, en menor medida, la sustitución del disco intervertebral por una prótesis discal.

Bibliografía

1. Deyo RA, Haselkorn J, Hoffman R, Kent DL. Designing studies of diagnostic tests for low back pain and inflammatory mediators. Spine 1994;20:59-68.
2. Von Feldt JM, Ehrlich GE. Pharmacologic therapies. Low back pain. Physical Medicine and Rehabilitation Clinics of North America 1998;9:473-85.
3. Mayo Clinic (2008). Back pain guide [on-line]. Retrieved April 22, 2209. From http://www.mayoclinic.com/health/back-pain-treatment/ba99999.
4. Bigos SJ, Bowyer O, Braea G, Brown K, Deyo R, Haldeman S, et al. Acute low back pain problems in adults. Clínical practice guideline no. 14. AHCPR Publication No. 95-0642. Rockville (MD): US Department of Health and Human Services; 1994.
5. Hadler NM. Occupational musculoskeletal disorders. Philadelphia (PA): Lippincott Williams & Wilkins; 1999.

CAPÍTULO
3

Cefalea Aguda en urgencias

Sandra Milena Castellar-Leones
Luis Rafael Moscote-Salazar

Se ha establecido que del 1 a 16% de pacientes que consultan al servicio de urgencias lo hacen por cefalea. Se definen como cefaleas primarias aquellas en las que no existe una causa estructural o metabólica que explique los síntomas, mientras que en las secundarias el dolor no es más que el síntoma de una patología subyacente.

Las razones por las cuales un paciente con cefalea consulta al servicio de urgencias son:

1. La cefalea es la más reciente de una serie de cefaleas similares y el agotamiento, desesperación, frustración y pobre respuesta a analgésicos lo llevan a consultar.

2. La cefalea es lo suficientemente severa o incapacitante como para alarmar al paciente. Es el peor de los dolores de cabeza de su vida.

3. La cefalea se acompaña de otros síntomas como alteración de la conciencia, fiebre, náuseas y vómitos, o signos de focalización neurológica.

Diagnóstico

Los elementos primordiales para diagnosticar adecuadamente una cefalea son la anamnesis y una correcta exploración neurológica.

Anamnesis

Debe realizarse una anamnesis minuciosa y detallada que nos permita clasificar lo más preciso posible la cefalea. Se debe hacer énfasis en la forma de aparición (súbita o gradual), tipo de dolor (pulsátil, urente, sordo), localización (focal, hemicránea, holocraneana, frontal, parietal, orbitaria), duración (segundos, minutos, horas, semanas), intensidad (leve, moderada, severa), evolución (mejoría, empeoramiento), frecuencia (diaria, semanal, mensual), horario de aparición (matutina, vespertina, nocturna, hora fija de aparición), factores que la alivian, agravan o desencadenan, si tiene o no períodos de remisión, así como síntomas acompañantes, etc.

Una cefalea severa persistente que alcanza su intensidad máxima segundos o minutos después de iniciada nos debe hacer sospechar de hemorragia subaracnoidea, disecciones arteriales, trombosis de los senos venosos, apoplejía pituitaria y las emergencia hipertensivas; amerita estudios complementarios lo más pronto posible. Por el contrario, las migrañas inician con un dolor moderado que luego se incrementa gradualmente hasta alcanzar un nivel máximo en una o dos horas.

La cefalea en salvas puede confundirse con una cefalea secundaria debido a que la intensidad del dolor puede aumentar en algunos minutos. Sin embargo, esta cefalea es transitoria (usualmente su duración es de menos de una o dos horas) y se asocia con signos característicos autonómicos ipsilaterales como lagrimeo o rinorrea.

La cefalea tensional es de intensidad leve a moderada y de progresión lenta.

"El primer o el peor dolor de cabeza de mi vida" es una descripción sugestiva de hemorragia intracraneana o de infección del SNC.

La asociación con fiebre, alteraciones de la conciencia o de la personalidad, sincopes, crisis y signos externos de traumatismo, sugieren una cefalea secundaria.

La cefalea asociada con la actividad física (tos, Valsalva, coito o ejercicio) puede deberse a una disección arterial o a una hemorragia intracraneal. La migraña puede empeorar con el ejercicio, la cefalea tensional no se modifica con el ejercicio.

A los pacientes mayores de 50 años con cefalea de nueva aparición o que empeora progresivamente, debe descartarse una masa intracraneana o una arteritis temporal. Una cefalea nueva en un paciente con cáncer sugiere metástasis.

En cuanto a la localización del dolor las migrañas tienden a ser hemicráneas o intemporales, la cefalea en salvas se caracteriza por un dolor retro ocular, supra orbitario y en la región temporal, y la cefalea tensional presenta una cefalea de predominio occisito-cervical o en corona.

Exploración física

El examen físico debe iniciarse con la toma de signos vitales, continuar con una exploración general básica y se debe realizar una exploración neurológica completa en busca de cualquier tipo de localidad neurológica. Siempre realizar exploración del fondo de ojo para descartar papi edema como signo de hipertensión endocraneana, valoración de signos meníngeos, palpar la arteria temporal y auscultar posibles soplos cérvicocraneales.

El médico debe tener siempre presente los síntomas y signos de alarma de las cefaleas que lo hagan pensar en una cefalea secundaria potencialmente grave, entre ellos podemos destacar:

- Cefalea intensa, que aparece súbitamente.
- Empeoramiento reciente de una cefalea crónica.
- Cefalea de frecuencia y/o intensidad creciente.
- Localización unilateral, siempre en el mismo lado (excepto cefalea en racimos, hemicránea paroxística, neuralgia occipital, neuralgia del trigémino, hemicránea continua y otras cefaleas primarias unilaterales).
- Manifestaciones acompañantes:

- Alteración psíquica progresiva (trastorno del comportamiento, del carácter, etc.)
- Crisis
- Alteración neurológica focalizada
- Papiledema
- Fiebre
- Náuseas y vómitos no explicables por una cefalea primaria (migraña) ni por una enfermedad sistémica
- Presencia de signos meníngeos
- Cefalea precipitada por un esfuerzo físico, tos o cambio postural

Estudios complementarios

Una buena anamnesis y una completa exploración física son esenciales para clasificar la cefalea como primaria o secundaria. En las cefaleas primarias, no suele estar indicado la realización de estudios complementarios, excepto en los casos en que el diagnóstico no los pida (cefalea asociada a la actividad sexual, cefalea benigna de la tos, etc.). Si la exploración física es anormal, el curso evolutivo atípico, existen manifestaciones de alarma o datos para pensar en una cefalea secundaria, están indicadas los estudios complementarios necesarios según la causa que se sospeche.

Las pruebas complementarias que puede ser necesario solicitar en el estudio de una cefalea en urgencias dependiendo del caso son:

A. Laboratorio

- Sangre: bioquímica, coagulación, hemograma, VSG y PCR (si se sospecha una arteritis de la temporal).
- Estudio del LCR: cuando se sospeche un proceso meníngeo o una hipertensión intracraneal idiopática (tras conocer el resultado de la TAC craneal que descarte lesiones ocupantes de espacio).

B. Radiología

- TAC craneal: Es el método diagnóstico de elección para valorar el parénquima cerebral en pacientes con cefalea en el servicio de urgencias. Posee una sensibilidad y especificidad superior al 98% para diagnóstico de HSA. Se encuentra indicada en paciente con cefalea intensa de inicio explosivo, cefalea subaguda con empeoramiento progresivo, cefalea asociada a síntomas o signos neurológicos focales, cefalea asociada a papiledema o rigidez de nuca, cefalea asociada a fiebre no explicable por enfermedad sistémica, cefalea con manifestaciones de hipertensión endocraneana, cefalea no clasificable por la historia clínica.
- RMN cerebral: Está indicada cuando se sospecha de lesiones de fosa posterior, silla turca, seno cavernoso, malformación de Chiari o en algunas entidades específicas que producen cefalea como las secundarias a hipotensión licuoral, o por una trombosis venosa cerebral.

- Rx de los senos paranasales: Indicada antes sospecha de sinusitis.
- Rx de la columna cervical: Realizarla siempre en traumatismo cervical.

Tratamiento

El tratamiento de la cefalea varía según la causa que la produce.

Migraña

Representa un 37-48% de los pacientes que acuden a urgencias por cefalea. Se caracteriza por una cefalea que se instaura progresivamente, cuya duración es entre 4 y 72 horas, suele acompañarse de náuseas, vómitos, fonofobia y fotofobia. Por lo general, los pacientes han sufrido crisis similares anteriormente y consultan al servicio de urgencias porque el dolor no ha cedido a los analgésicos habituales.

De acuerdo con la Clasificación Internacional de Cefaleas se distinguen las crisis agudas de migraña (de 72 horas de evolución) del denominado estatus migrañoso en el que el dolor dura más de 72 horas y es muy incapacitante.

Dentro de las medidas generales debemos colocar al paciente en un lugar oscuro y silencioso, procurar que se encuentre cómodo, proporcionarle confianza e hidratarlo adecuadamente, ya que existen estudios que demuestran que solo la buena hidratación del paciente mejora los síntomas.

Ante una crisis aguda migrañosa lo primero que debe valorarse es si el paciente tolera los medicamentos orales. De ser así se puede administrar un triptán vía oral. Estas drogas inhiben la liberación de péptidos vasoactivos, promueven la vasoconstricción y bloquean las vías de dolor en el tallo cerebral. Se pueden emplear por vía oral, intranasal, o subcutánea. Sus presentaciones incluyen: Eletriptán: 80 mg/dosis, Naratriptán: 2,5 mg, Rizatriptán: 10 mg, Sumatriptán: SC: 6 mg, oral: 50 mg, intranasal: 20 mg, Zolmitriptán: 2,5 mg. Estos medicamentos no deben administrase en caso de que exista una toma reciente de ergóticos u otros triptanes, y estén contraindicados en pacientes con cardiopatía isquémica, claudicación intermitente e hipertensión arterial no controlada.

Los antiinflamatorios no esteroideos (AINES) por vía intramuscular (IM) o intravenosa (IV) son los fármacos que se prescriben con mayor frecuencia. En el caso de la migraña el diclofenaco 75 mg, ketorolaco 30-60 mg o dipirona 2. Gr pueden utilizarse.

En caso de que el paciente presente náuseas y vómitos se puede administrar metoclopramida. Existen ensayos clínicos que han demostrado que la metoclopramida tiene efecto analgésico per se en el caso de la migraña.

En caso de que el paciente se encuentre muy ansioso o tenga problemas para conciliar el sueño puede utilizarse las benzodiacepinas, entre ellas el alprazolan 0.2 o 0.5 mg vía oral (VO), diazepam IM o IV a dosis bajas (5-10 mg), clorpromazina IM o IV a 0,1 mg/kg, máximo 37,5 mg, teniendo presente que esta ultima droga presenta entre sus efectos secundarios la hipotensión arterial, por lo que cuando se administra por vía IV se recomienda administrar previamente 500 ml de suero fisiológico e infundir la medicación de forma lenta, en al menos 15 minutos.

El haloperidol es efectivo durante las crisis de migraña, pero presenta importantes efectos secundarios, por lo que no se es un medicamento de primera elección.

Los opioides no deberían usarse de manera rutinaria, por el riesgo de dependencia, sedación (y depresión respiratoria) y por la posibilidad de que aumenten las náuseas y vómitos. Los fármacos más utilizado de este grupo son el tramadol 50-100 mg IM o IV y la meperidina en dosis de 50-100 mg IM o subcutánea (SC).

En pacientes que presenten un status migrañoso o una migraña de larga duración podrían utilizarse esteroides como la dexametasona o metilprednisolona. Aunque no existen ensayos clínicos que avalen su eficacia la mayoría de los expertos consideran que la dexametasona es el tratamiento de elección en estatus migrañoso. La dosis no está bien establecida y se recomienda 10-20 mg IM o IV seguida de 4 mg IV c/6 horas.

Otra alternativa de tratamiento en urgencias es el ácido valproico. Las dosis es de 300-500 mg en 100 cc de solución salina normal a 20 mg/m. No debe emplearse en pacientes embarazadas o con enfermedades hepáticas.

Cefalea en racimos

Se caracteriza por un dolor de cabeza de corta duración (en general entre 30 minutos y 3 horas), que se acompañan de sintomatología autonómica ipsilateral al dolor (lagrimeo, rinorrea, inyección conjuntival y/o miosis) y una gran inquietud.

El oxígeno es eficaz en aproximadamente el 80% de los pacientes. Debe utilizarse oxígeno inhalado entre 9-12 litros por minuto, con mascarillas cerrada para incrementar la eficacia del tratamiento, o bien utilizar mascarilla con reservorio. Aunque el tiempo necesario para que el oxígeno sea efectivo es variable, en general se recomienda utilizarlo durante unos 10-15 minutos.

Para las crisis agudas está indicado el tratamiento con sumatriptán subcutáneo, sumatriptán o zomitriptán inhalados. En una investigación, el 96% de los pacientes mejoró del dolor 15 minutos después de la aplicación de sumatriptán 6 mg SC.

Los pacientes con cefalea en racimos deben remitirse a una consulta especializada para establecer el tratamiento preventivo más adecuado y se recomienda solicitar un estudio de neuroimagen, preferentemente resonancia magnética. Si el diagnóstico de cefalea en racimos es firme podría iniciarse el tratamiento preventivo a corto plazo con prednisona oral a dosis de 1 mg/kg/día por la mañana (máximo 80 mg) durante 5 días con una pauta descendente.

Cefalea tensional

Su manejo en urgencias es muy similar al tratamiento abortivo de la migraña. Se recomienda el empleo de analgésicos como el acetaminofén y AINES como fármacos de elección. Se debe evitar la combinación de medicamentos que contengan ergotamina, cafeína, barbitúricos y codeína por la posibilidad de dependencia medicamentosa y cefalea de rebote por sobreuso de analgésicos.

Cefaleas secundarias

La asociación de fiebre, malestar general, cefalea y rinorrea purulenta son características de sinusitis aguda. Característicamente, la intensidad del dolor aumenta al inclinarse hacia delante y su localización varía en función del seno implicado, en estos pacientes debe realizarse radiografía de senos paranasales para confirmar el diagnóstico, manejar la cefalea con analgesia e indicar un antibiótico adecuado.

La presencia de una VSG elevada (mayor de 50) en pacientes mayores de 50 años, debe hacernos sospechar una arteritis de la temporal, que suele cursar con cefalea hemicraneal de predominio frontotemporal, claudicación mandibular, síntomas constitucionales (astenia, anorexia, sudoración) y alteraciones de la visión que pueden derivar en ceguera permanente si la corticoterapia no se inicia precozmente. En la exploración puede presentar endurecimiento de la arteria, ausencia de pulso palpable y dolor a la palpación. Debe iniciarse tratamiento con prednisona 1 mg/kg/día con posterior pauta descendente.

El glaucoma de ángulo cerrado presenta un intenso dolor en ojo y órbita y suele asociar síntomas vegetativos con importante pérdida de agudeza visual unilateral. A la exploración se observa ojo rojo, pupila media arreactiva y un aumento de la presión intraocular.

Si a la cefalea se le añade dolor cervical, debe incluirse en el diagnóstico diferencial la posibilidad de una disección arterial. En el caso de afectarse la arteria carótida cervical puede sumarse al dolor la presencia de síndrome de Horner, tinnitus pulsátil, afectación de pares craneales bajos, amaurosis y fenómenos isquémicos en el territorio de la arteria cerebral media. En el caso de la disección de arterias vertebrales, además del dolor, puede aparecer sensación de mareo y otra sintomatología inducida por la isquemia en territorio de la arteria cerebelosa posteroinferior.

Existen también cefaleas inducidas por determinadas medicaciones como nifedipino, nitroglicerina, dipiridamol o sildenafilo, que desaparecen al retirar el medicamento.

Bibliografía

1. Friedman, BW, Hochberg ML, Esser D, Grosberg B, Corbo J, Toosi B et al. Applying the International Classification of Headache Disorders to the Emergency Department: An Assessment of Reproducibility and the Frequency With Which a Unique Diagnosis Can Be Assigned to Every Acute Headache Presentation. Ann Emerg Med 2007; 49: 409-419.

2. Ezpeleta D. Diagnóstico diferencial de la cefalea en urgencias Jano: Medicina y Humanidades 2007; 1662: 31-35.

3. Caplan LR. Dissections of brain-supplying arteries. Nat Clin Pract Neurol 2008; 4: 34-42.

4. Kelly AM, Kerr D, Clooney M. Impact of oral dexamethasone versus placebo after ED treatment of migraine with phenothiazines on the rate of recurrent headache: a randomised controlled trial. Emerg Med J 2008; 25: 26-29.

5. Detsky ME, McDonald DR, Baerlocher MO, Tomlison GA, McCrory DC, Booth CM. Does this patient with headache have a migraine or need neuroimaging? JAMA 2006; 296: 1274-1283.

6. Toledo J, Riverol M, Martínez-Vila E, Irimia P. Cefalea en Urgencias. ANALES. Vol. 31, suplemento 1. 2008.

7. Newman LC, Lipton RB. Emergency department evaluation of headache. Neurol Clin 1998; 16: 285-303.

8. Pradilla Ardila G. Cefalea en urgencias: diagnóstico y tratamiento de las cefaleas primarias. Acta Neurol Colomb Vol. 24 No. 4 suplemento (3:2) Diciembre 2008.

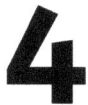

CAPÍTULO

4

Síndrome confusional agudo

Dra. Sandra Milena Castellar-Leones
Dr. Luis Rafael Moscote-Salazar

Definición

El síndrome confusional agudo (SCA), síndrome cerebral orgánico (SCO) o delirium es una entidad clínica consistente en un trastorno de las funciones mentales superiores tales como alteración de la atención, orientación, memoria, percepción, actividad psicomotora y sueño, cuyas características principales son tener un comienzo agudo, un curso fluctuante durante el día y no poder ser atribuido a una demencia preexistente o en evolución. No es raro que aparezca como el primer signo de compromiso de la función cerebral por una enfermedad física grave o como complicación seria de una enfermedad o de su tratamiento.

Es una entidad frecuente en la población anciana, apareciendo en el 14% a 56% de estos pacientes; según algunas series puede llegar hasta el 50% de los pacientes ancianos hospitalizados, sin embargo, pocas veces es reconocido por el médico. No es frecuente en individuos jóvenes, pero en estos pacientes también puede aparecer SCA sobre todo en relación a enfermedades graves, tales como fiebre tifoidea, neumonía o paludismo.

Fisiopatología

Se desconoce el mecanismo por el cual se produce un síndrome confusional agudo en respuesta a ciertas noxas que sufre el organismo. Como característica no existe daño cerebral estructural a pesar de los evidentes trastornos cognitivos y conductuales.

Existen varias teorías que tratan de explicar el mecanismo por el cual una enfermedad o toxina puede desencadenar un trastorno en las funciones mentales superiores que fluctúe durante el día, actualmente se considera que el delirio es una manifestación neuropsiquiátrica no específica de un desorden generalizado del metabolismo cerebral y los neurotransmisores, principalmente acetilcolina, GABA y dopamina. A la fecha la más aceptada es la teoría colinérgica.

Está demostrado que el sistema colinérgico se afecta por la vejez y por enfermedades degenerativas cerebrales. Las vías centrales colinérgicas están involucradas en la regulación de la atención, procesamiento de la memoria y sueño y son muy sensibles a los insultos metabólicos y tóxicos.

Etiología

La causa del SCA siempre debe ser investigada y tratada.

Un estudio realizado por Levkoff detectó que el 80% de los pacientes con SCA presentaba alguno de los siguientes cuatro factores asociados:

1. Infección urinaria
2. Hipoalbuminemia al ingreso
3. Leucocitosis
4. Proteinuria

Un estudio, realizado por especialistas del Hospital John Hopkins, Baltimore, logró correlacionar en forma significativa los niveles plasmáticos de actividad anticolinérgica (muscarínica) con la aparición de SCA postoperatorio. Observaron un 34% de delirio en los pacientes postquirúrgicos de cirugía cardiaca. De estos, 7 de 8 con delirium tenían niveles plasmáticos de drogas anticolinérgicas >1,5 veces lo normal, lo cual habla a favor de la teoría colinérgica relacionada con la fisiopatología de la entidad.

En la tabla 1 se señalan las principales causas del síndrome confusional agudo.

Tabla 1. Principales causas del SCA

> **Neurológicas:** Trauma cerebral, epilepsia, hematoma subdural, hemorragia subaracnoidea, absceso, tumor, hidrocefalia normotensiva.
>
> **Infecciones:** Infección urinaria, bronconeumonía, neumonía, meningitis, sepsis, malaria, otras.
>
> **Alteraciones metabólicas:** Hipoxia/hipercapnia, uremia, hipo/hipertermia, hipo/hiperglicemia.
>
> **Enfermedades sistémicas:** Insuficiencia cardiaca, infarto agudo del miocardio, tromboembolismo pulmonar, alteración acido base, déficit de vitaminas, alteraciones tiroideas.
>
> **Drogas:** Efecto colateral de anticolinérgicos, hipnóticos, sedantes, antidepresivos, analgésicos, L dopa, sobredosis o privación de alcohol o benzodiacepinas, antihipertensivos, antiarrítmicos.
>
> **Alteraciones ambientales:** Cambio de ambiente (de casa, casa-hospital, casa-asilo, etc).

Contexto Clínico

Por definición el SCA es un proceso agudo de comienzo en horas o días, algunos hablan de hasta 3 meses. De manera característica se presentan fluctuaciones a lo largo del día (muchas veces los pacientes están tranquilos durante el día, pero al comenzar a oscurecer se agitan, fenómeno llamado "sundowning"). La mayoría de las veces viene de un pródromo de intranquilidad e hipersensibilidad visual y auditiva, e inversión del ritmo sueño-vigilia.

Existen factores de riesgo para la aparición del delirium siendo el más frecuente la edad avanzada es decir, mayores de 60 años y el más importante el deterioro cognitivo. (Tabla 2)

Tabla 2. Factores de riesgo del SCA

Enfermedad avanzada (mayor de 60 años)

Enfermedad cerebral orgánica previa

Deterioro cognitivo (principal)

Enfermedad vascular

Enfermedad de Parkinson

Antecedentes de SCA previo

Factores psicosociales

Stress

Depresión

Escaso apoyo familiar o social

Residencia en instituciones

Factores relacionados con la institución

Entorno desconocidos

Inmovilización

Deprivación del sueño

Dolor

Realización de pruebas diagnosticas

Sondaje nasogástrico o vesical

Deprivación sensorial

Enfermedades graves Apache menor de 16

Deshidratación

Alcoholismo o drogadicción

Defectos sensoriales (auditivos, oculares)

Diagnóstico

Para realizar el diagnóstico de SCA se necesita que se cumplan ciertos criterios los cuales se enumeran en las tablas 3 y 4.

Tabla 3. Criterios diagnósticos de SCA (basado en clasificación DSM IV Modificado)

A) Alteración de la conciencia (menor alerta al ambiente), con menor capacidad para enfocar, mantener o cambiar la atención.

B) Cambio en lo cognitivo (déficit de memoria, desorientación, alteración del lenguaje) o aparición de disturbios de la percepción no explicables por una demencia preexistente o en desarrollo.

C) Desarrollo en un corto periodo (horas o días) y con fluctuaciones a lo largo del día.

D) Evidencia por anamnesis, examen físico o laboratorio que el delirio es causado por:
   a. Una enfermedad médica general, o
   b. Intoxicación o efecto colateral de drogas, o
   c. Privación de sustancias, o
   d. Múltiples factores.

Tabla 4. Criterios diagnósticos de SCA de CAM (Confusión Assesment Method, de Inouye)

A. Inatención.
B. Comienzo agudo y curso fluctuante.
C. Pensamiento desorganizado.
D. Alteración del nivel de conciencia.

Para realizar el diagnóstico se requiere que se cumplan los criterios A y B de CAM más C o D.

Para la realización del diagnóstico de SCA no se requiere reversibilidad de los síntomas.

Diagnóstico Diferencial

Es muy importante distinguir entre SCA y otras entidades, en especial demencia. En la tabla 5 se enumeran las entidades con las cuales se debe hacer diagnóstico diferencial.

Tabla 5. Diagnóstico Diferencial del SCA

Demencia

Lesiones cerebrales localizadas

Alteraciones primarias del lenguaje (afasia de Wernicke)

Alteraciones puras de la memoria (amnesia global transitoria)

Mutismo acinético

Abulia/acinesia

Ceguera cortical

Trastornos psiquiátricos

Esquizofrenia y otros trastornos psicóticos

Trastornos afectivos y del estado de animo

Trastornos disociativos

Trastorno de ansiedad o angustia

Trastorno facticio y de simulación

Síndrome de Ganse

Tratamiento

El manejo va encaminado en la prevención de la aparición del SCA, mejorar los síntomas del SCA y manejo de la enfermedad de base.

En todo paciente anciano con factores de riesgo para desarrollar SCA debe evitarse o minimizarse el uso de medicamentos anticolinérgicos, sedantes y narcóticos; asegurar una buena hidratación y oxigenación; tratar precozmente cualquier complicación médica; evitar en lo posible el uso de sondas vesicales o cualquier foco infeccioso que pueda empeorar el caso de ingreso; mantener acompañamiento de familiares o amigos. El delírium debe ser entendido como una enfermedad médica potencialmente tratable y, lo que es más importante, prevenible.

Con relación al manejo de los síntomas del SCA, en la mayor parte de los casos las medidas no farmacológicas son suficientes. Estas medidas incluyen buena hidratación, alimentación adecuada, aporte vitamínico, contar con ambiente familiar, amigable, evitar contención física que solo aumenta la agresividad y angustia, es preferible que haya un familiar o conocido del paciente en la habitación para que lo reoriente y tranquilice, en ocasiones se necesita ayuda con psicología y trabajo social.

Si el enfermo está muy agresivo puede requerir manejo farmacológico con haloperidol en la dosis menor posible, la recomendación es iniciar con dosis de 0.5 mg IM y repetir cada 30 minutos doblando la dosis anterior hasta controlar agitación, al siguiente día pasar la dosis a VO iniciando la mitad del total de la dosis de impregnación y se mantendrá hasta que cese el delirium cese.

Otros medicamentos que puede utilizarse para controlar los síntomas son las benzodiacepinas, que tienen mayor rapidez en el comienzo de acción (5min), pero producen más sedación. Son los medicamentos de elección en caso de privación de sedantes y alcohol. Se recomienda el uso de benzodiacepinas de vida media corta. El lorazepam se usa en dosis de 0,5- 1mg IV.

En la tabla 5 se resumen el manejo farmacológico para contrarrestar los síntomas del SCA.

Tabla 5. Tratamiento Farmacológico del SCA

Haloperidol
25-100 gotas VO
0,5-10 mg IM. Repetir cada 20-30 minutos hasta sedar. Máximo 40-50 mg/día
Benzodiacepinas
Diazepam 5-20 mg VO o 10-20 mg IV lento C/8H
Lorazepam 0.5-1 mg IV C/6H

El manejo de la enfermedad de base es el pilar del tratamiento del síndrome confusional agudo. En muchas ocasiones el delirium no involuciona paralelamente con el manejo de la patología desencadenante, sino que tarda más en resolverse, incluso algunos síntomas persisten por mucho tiempo. En la medida de lo posible debe retirarse medicamentos que pudieran ser la causa del SCA y se debe descartar la privación de benzodiacepinas o alcohol.

Pronóstico

Debido a que el SCA aparece en mayor medida en pacientes con enfermedad grave no es infrecuente que se asocie con una mortalidad elevada. En estos pacientes se incrementa además la estancia hospitalaria con el riesgo mayor de infecciones nosocomiales y mayores costos económicos para el sistema de salud.

Bibliografía

1. Salvioli G., Mussi C., Ascari S. Il delirium nell'aziano. Giorn. Geront. Vol 46,423, 1998.
2. Diagnostic and Statistical Manual of Mental Disorders (4th Ed. Washington, American Psichiatric Association, 1994.
3. Lipowski, M.D. Delirium in the elderly patient N. Engl. J. Med, 320, 578, 1989.
4. Wallace J, Acute Delirium in the Elderly Patient. Primary Care Case Teview. December 2004.

CAPÍTULO

5

Status convulsivo

Dra. Ana Canale
Dr. Daniel Agustín Godoy

"To be conscious of the own ignorance is a great passage towards the knowledge"

Benjamín Disraeli.

Introducción

El status convulsivo (SC), preferimos llamarlo así por una cuestión que a priori parecería semántica, pero que sin embargo tiene una connotación etiológica, ya que la epilepsia no es la única entidad capaz de desembocar en esta verdadera emergencia médico-neurológica asociada a elevada morbi-mortalidad. Comprende el 3-5% de todos los ingresos a emergencia por convulsiones y ocurre en el 2-16% de pacientes con epilepsia (Varelas, Curr Neurol and Neurosc Rep 2009).

En la revisión realizada por Neligan, et al (Arch Neurol 2010) que incluyó 7 estudios de poblaciones disimiles, la incidencia osciló entre 10-61 casos por cada 100.000 habitantes. Esta tasa desciende notablemente en California luego de que se promulgara el tratamiento urgente, en aquellas crisis tónico-clónicas general zadas, cuya duración se extiende más allá de 5 minutos. Se puede presentar a cualquier edad, destacándose por su prevalencia dos grupos; el primer año de vida y los individuos de más de 60 años. Se presenta con mayor frecuencia en el sexo masculino, raza negra (3 veces más) y en el anciano (2 veces que población general).

La mortalidad está influenciada por la etiología, edad y forma clínica, reportándose según las series tasas del 3-50%. (EFNS guidelines, 2010; Cherian A).

Un estudio americano que incluyó 11.000 pacientes, identificó los siguientes predictores intrahospitalarios de mortalidad: edad avanzada, necesidad de ventilación mecánica, enfermedad cerebrovascular, sexo femenino y la presencia de comorbilidades. (Koubeissi M, Neurology 2007) (Legriel, S 2007, Cherian A 2010, EFNS guías).

Resulta clave el reconocimiento y tratamiento precoz del SC. La prolongación del mismo no solo determina importantes alteraciones fisiopatológicas y diferentes grados de afectación neurológica, inclusive daño permanente, sino que también se ha demostrado que es una de las causas determinantes de la refractariedad al tratamiento.

Definiciones

Status Convulsivo: Es un término amplio que comprende todos los tipos de crisis convulsivas sean estas de origen epiléptico o no, que tienen en común las siguientes características: a) no ceden en tiempo prudencial; b) baja probabilidad de finalizar en forma espontánea, c) el o los mecanismos de auto-perpetuación prevalecen sobre los de auto-finalización.

La primera definición data de 1962, cuando Gastaut le describió como aquella condición caracterizada por ser repetitiva o lo suficientemente prolongada de tal manera que produce una condición epiléptica fija y duradera.

En 1993, el Grupo de Trabajo de la Sociedad Americana de Epilepsia, introduce el factor tiempo en la definición, estableciéndose en 30 minutos la cohorte en la duración de las convulsiones.

Dicho límite de tiempo no es arbitrario, por el contrario está sustentado en estudios experimentales y clínicos que demuestran que a partir de ese momento se pierde la capacidad de mantener la homeostasis comenzando la cascada de eventos que culminaran en el daño neuronal.

En los últimos 10 años la definición ha sido modificada fundamentalmente en lo que a duración de la crisis se refiere, acortándose la misma a 20 (Epilepsy Foundation of America's Working Group on Status Epilepticus) y posteriormente a 10 minutos (Veterans Affair Status Epilepticus Cooperation Study).

Lowenstein propuso una definición más práctica, basada en las necesidades terapéuticas y es la que se utiliza hasta el momento actual, SC en adultos y niños mayores de 5 años es *"aquella situación clínica caracterizada por crisis convulsivas de más de 5 minutos de duración, ó la presencia de 2 o más crisis sin recuperación de la conciencia entre las mismas"*.

Esta definición operacional, coincide con lo que Chen y Wasterlain consideran *estado epiléptico precoz o inminente*, poniendo énfasis en la necesidad de tratar perentoriamente a estos pacientes con altas dosis de antiepilépticos (AE) intravenosos, dado que el riesgo de desarrollar SC es muy elevado.

Registros de video-EEG han establecido que una crisis convulsiva simple tiene una duración media de 55 segundos para los síntomas y 60 segundos para cambios en el EEG, excepcionalmente superando los 2 minutos (Wasterlain).

A medida que la duración de la crisis se incrementa, la probabilidad de ceder espontáneamente disminuye, siendo esto más evidente después de los 30 minutos. Más allá de éste tiempo, el índice de refractariedad a las drogas AE de primera línea aumenta notablemente. Al mismo tiempo, los mecanismos y eventos que culminaran en injuria neuronal se encuentran disparados en su máxima expresión.

Existe consenso en que una crisis que dura más de 30 minutos constituye un *SC establecido* ("Established Status Epilepticus" Chen & Wasterlain), por ello la terapia debe efectuarse en forma inmediata y agresiva.

Estado Convulsivo Refractario: Se define como la crisis continua, o reiterativa cuya duración va mas allá de los 60 minutos a pesar del tratamiento con benzodiacepinas (lorazepam, diazepam) y otro AE estándar, usualmente fenitoína o fosfenitoína en dosis adecuadas. (Rossetti, Novy: Epilepsia 2010). Oscilando entre el 22-43% de los pacientes con SC, fallan en responder al tratamiento estándar. Este subgrupo de SC refractario, tiene mayor morbi-mortalidad.

Estado Convulsivo Maligno: Es una variante severa del anterior caracterizado por no responder al tratamiento agresivo, incluyendo agentes anestésicos intravenosos, durante su administración o en la fase de retirada de los mismos condicionándose una rápida reinstalación. Típicamente ocurre en pacientes jóvenes (18-50 años) asociados fundamentalmente a encefalitis.

Clasificación de Estado Epiléptico

Semiológica y electrofisiológicamente existen muchos tipos de crisis epilépticas, clasificadas clásicamente como generalizadas y parciales. La International League Against Epilepsy (ILAE), en su último reporte (2009), basado en nuevos datos electro-clínicos, imagenológicos y genéticos, ha efectuado algunos cambios y aclaraciones. El conocimiento actual del sustrato anatómico y fisiopatológico del evento comicial ya no soporta la simple dicotomía entre focal y generalizada.

Actualmente se sabe que todas las crisis epilépticas involucran redes neuronales, las cuales pueden activarse localmente; en forma difusa y amplia; estar limitadas a un hemisferio o ser bilaterales, comprometiendo al mismo tiempo estructuras corticales y subcorticales. Los grupos celulares más susceptibles al daño se encuentran en la corteza cerebral, el tálamo e hipocampo, las amígdalas y el cerebelo.

Crisis focal: Lo que la identifica *es que en cada crisis, el inicio abrupto es consistente, inclusive de una crisis a otra, con patrones de propagación preferenciales*, puede involucrar el hemisferio contralateral, pero *el sitio de inicio siempre es el mismo*.

Crisis generalizada: se originan en una zona determinada, pero rápidamente se propaga a redes corticales, subcorticales, uni o bilateralmente sin necesidad de comprometer la corteza cerebral en toda su extensión. Cada inicio de crisis puede ser localizada, pero tanto la localización como la diseminación no son consistentes de una crisis a otra, pudiendo ser asimétricas.

En resumen, crisis focales no necesariamente implica que la región epileptogénica esté limitada a una pequeña área circunscripta, ni tampoco implica que crisis generalizadas involucren a todo el parénquima cerebral en el inicio del proceso.

Se ha abandonado también la clasificación de crisis "simples", "complejas" y "secundariamente generalizadas", por ser términos confusos, imposibles de definir de una manera precisa.

No obstante las aclaraciones antedichas, en la clínica diaria, se siguen utilizando como elementos diferenciadores de los distintos tipos de crisis, el grado de compromiso de conciencia y la progresión de la misma. (ILAE 2009, Libro Epilepsia).

Como regla general, toda crisis con compromiso de la conciencia es compleja.

Basándonos en los conceptos vertidos, existen tantos tipos de SC como tipos de crisis convulsiva existen, por ello para los no especialistas resulta práctico considerar la clasificación de Krumhotlz en estado convulsivo y no convulsivo, pudiendo ser cada uno de ellos parcial o generalizado. La misma permite un rápido y fácil reconocimiento en la clínica y un pronto inicio de la terapéutica.

Status convulsivo (SC)

Es aquel que se presenta clínicamente con convulsiones, por ende de fácil identificación y diagnóstico, pudiéndose distinguir los siguientes subtipos:

a) tónico-clónico, b) tónico, c) clónico, d) mioclónico y d) focal motor.

Los 4 primeros son de tipo generalizado, siendo la forma más común el estado epiléptico generalizado tónico-clónico y al que nos referiremos en éste capítulo.

El *estado epiléptico focal motor o epilepsia parcial continua*, es relativamente poco común en terapia intensiva. El movimiento continuo de un solo miembro o de la cara es lo más frecuentemente observado. Son difíciles de controlar con medicación y no está claro si la prolongación de este estado determina daño cerebral a nivel de la corteza. Se deben buscar razonables tentativas de control, pero terapias más riesgosas como el coma farmacológico son raramente requeridas. (Varelas&Mirsky, Crit Car Clin 2008 y Curr Neurol & Neurosc Rep 2009; Khaled and Hirsch Crt Care Clin 2007.

Con respecto al *estado epiléptico mioclónico*, el que más frecuentemente se ve en el ámbito de terapia intensiva, es el agudo sintomático secundario a insultos severos y prolongados como la encefalopatía anoxo-isquemica severa post parada cardiaca, alteraciones tóxico-metabólicas, encefalitis virales y enfermedad de priones. Sea cual fuere la etiología desencadenante son de mal pronóstico. (Cherian and Thomas, Annals of Indian Academy of Neurology2009; Legriel et al)

La fisiopatología y significancia del status mioclónico generalizado, es considerada hoy día diferente a las del SC convencional, por ello algunos autores lo consideran una entidad aparte.

Status no convulsivo (SNC)

Es una condición controvertida que necesita un alto índice de sospecha para su diagnóstico además de la confirmación con EEG. Es importante tenerla en cuenta ya que aproximadamente un cuarto de los pacientes neurocriticos la presenta. Es además una causa obligada a descartar en estados confusionales agudos o comatosos prolongados sin una explicación convincente.

Del SC ostensible al SNC deberíamos considerar la existencia de un continuum de estados intermedios, entre los que se incluye al EE sutil. Esta ultima forma de presentación se caracteriza por actividad eléctrica marcada en el monitoreo electrofisiológico, más la presencia de actividad motora muchas veces imperceptibles como pequeñas sacudidas mioclónicas en la región frontales, párpados o periorales, con lo que se validan los hallazgos del EEG.

En el otro extremo se encuentra el paciente en coma con grave daño estructural, que no manifiesta actividad motora mientras que el EEG presenta descargas epileptiformes generalizadas o focales, siendo esto probablemente un signo más de la severidad de la injuria encefálica y no un estado epiléptico propiamente dicho, planteándose la duda de cuan agresivo se debe ser en esta situación al considerar las opciones terapéuticas.

Dentro de esta entidad se incluyen un amplio espectro de condiciones heterogéneas, con implicancias terapéuticas y pronosticas diferentes. Clínicamente hay formas benignas, con mejor pronóstico y sin daño estructural como por ejemplo el SNC límbico (crisis focal) o el de ausencia (crisis generalizadas), y formas grave con profunda alteración de la consciencia, daño estructural severo, de peor pronóstico.

En terapia intensiva asistimos más frecuentemente al grupo de *SNC con alteración de la conciencia*, sin actividad motora o con mínimas sacudidas (suti), que desde el punto de vista eléctrico presenta indistintamente descargas epileptiformes generalizadas (más frecuentes) o focalizadas.

Como ya lo hemos mencionado, existen diferentes formas de presentación: a) de novo como una entidad definida con estilo propio o b) ser la continuación en la evolución de un SC generalizado. Es más frecuente en pacientes que portadores de injuria encefálica significativa (metabólica, tóxica, infecciosa, etc.), siendo en ocasiones un signo de mal pronóstico. (Várelas & Minsk 2008 y 2009; Meierkord Guías europeas 2009; Thomas & Cherian 2010).

Etiología

A la hora de analizar las causas del SC, debemos considerar 2 escenarios; los pacientes ingresan por el SC propiamente dicho o lo desarrollan estando internados por otra razón:

a) Ingresan a cuidados críticos por SC:

- *Epilepsia*: El 30-40% de los pacientes con SC tienen historia previa de epilepsia, y en un cuarto de los casos es la forma de debut de la enfermedad (Enligan A, Arch Neurol 2010). El factor precipitante más frecuente son los niveles sub-terapéuticos de drogas antiepilépticas o el abandono de las mismas. Otros factores precipitantes a considerar son: abuso o abstinencia de alcohol, falta de sueño, infección intercurrente, drogas estimulantes del sistema nervioso central, trauma craneoencefálico sin alteraciones orgánica. Aproximadamente en el 20% de los casos no se identifica factor alguno.

- *SC secundario o sintomático*: 59% de los casos de SC presentan injuria encefálica aguda (IEA), estructural o metabólica. En general tienen peor pronóstico y evolución. Las causas varían según la edad y la localización geográfica. En los niños y jóvenes predominan las infecciones y en los adultos las enfermedades cerebro-vasculares. En países en desarrollo las causa predominante es la infecciosa (Neligan, Arch Neurol 2010) El estudio de Richmond en adultos (1996), muestra que un 50% de los pacientes presentaban como etiología la enfermedad cerebrovascular ya sea aguda o crónica, siguiendo en frecuencia hipoxia (13%), disturbios metabólicos (15%), intoxicación o deprivación alcohólica (13%).

- *Drogas*: una variedad de fármacos por su cinética, mecanismo de acción o por las interacciones que produce, pueden ocasionar descenso en el umbral convulsivo o bien pueden aumentar el clearance de drogas AE, situaciones capaces de precipitar el SC.

b) SC en la unidad de terapia intensiva:

En esta situación, las causas pueden ser totalmente diferentes, reflejando o siendo un marcador de gravedad de la patología que la motive, las causas de crisis convulsiva son:

- *Consecuencia de la enfermedad crítica*: Destacamos como factores precipitantes las alteraciones metabólicas severas (un tercio de las causas), entre las que se incluyen: hiponatremia, hipocalcemia, hipofosfatemia, uremia e hipoglicemia. Más que la hiponatremia en sí misma, es la hipoosmolaridad que produce la que conduce a aumentar la excitabilidad del sistema nervioso. Recordar que los pacientes con injuria renal no solo pueden presentar convulsiones secundarias a la uremia, sino también al síndrome de desequilibrio dialítico ocasionado durante el procedimiento de sustitución renal, por la disminución del umbral para las mismas que produce.

- Otras causas a considerar son discontinuación (33%), toxicidad por drogas (14,5%) y accidente cerebrovascular (9-39%). (Varelas & MIrsky 2009, Bleck Crit Care Med 1993).

La importancia de la etiología en la mortalidad fue demostrada en un estudio Serbio de 750 pacientes con 920 episodios de SC. De los 120 pacientes que murieron, el 65,8% se debió a la causa subyacente y en el 22,5% de los casos a la combinación de ésta y otras causas (Sokic DV, et al. Seizure 2009).

SC asociado a bajos niveles de antiepilépticos y abuso de alcohol presentan relativo buen pronóstico, con mortalidad reportada en algunas series, menor al 10%. En la otra vereda se encuentran los desórdenes metabólicos agudos, enfermedades cerebro-vasculares y particularmente anoxia/hipoxia de pronóstico ominoso. La presencia de SC en el curso de encefalopatía posparada cardiaca, especialmente aquellos con SC de tipo mioclónico, tienen pronóstico inevitablemente muy pobre, con una mortalidad que oscila entre 60-100% y significativa discapacidad en aquellos que sobreviven. (Neligan 2010).

La infección del sistema nervioso central es una importante causa de SC y se asocia con elevada morbi-mortalidad. Las encefalitis presentan una elevada proporción de casos refractarios, particularmente en jóvenes, con pobre pronóstico. Cerca del 28% de los que sortean el episodio agudo fallecen en los primeros 2 años, mientras que el 56% presentara discapacidad moderada a severa. (Glaser CA, et al. California Encephalitis Project, Neurocritical Care 2008; Neligan, Arch Neurol 2010).

Fisiopatología

La mayoría de las convulsiones se autolimitan, eso significa que ceden espontáneamente en un corto periodo de tiempo que no se extiende más allá de los 2 minutos. En determinadas circunstancias, los mecanismos inhibitorios fallan, las convulsiones se perpetúan y progresan al SC, cerrando un circulo vicioso de más crisis y daño tisular. Trataremos de explicar en forma sencilla un fenómeno por más de complejo

Básicamente, el SC se desencadena por 2 razones:

- Falla en los mecanismos inhibidores que tratan de abortar las crisis.

- Excesiva estimulación; aunque a casi siempre ambos mecanismos coexisten.

1. Disfunción inhibitoria: para regular el tráfico de información a través de la red neuronal, el sistema nervioso central posee dos sistemas; uno inhibitorio, el gabaérgico y otro excitatorio, el glutamatérgico. El GABA (acido gama aminobutírico) es el neurotransmisor inhibitorio por excelencia. Es liberado

por neuronas GABA-minérgicas, ejerciendo su accionar al tomar contacto con receptores GABA, de los cuales existen varios tipos (rGABA$_{A, B y C}$) Estos receptores son macromoléculas proteicas que en conjunto conforman canales de cloro (Cl$^-$), con sitios de unión para GABA y un número variado de reguladores alostéricos, entre los que se encuentran benzodiacepinas (BDZ), barbitúricos (BBT) y agentes anestésicos. Este es uno de los principales mecanismos por el cual ciertas drogas (ejemplo: antibióticos) desencadenan crisis epilépticas, vía antagonismo competitivo a nivel del receptor GABA$_A$. Se piensa además que la inhibición mediada por los receptores GABA es uno de los principales mecanismos responsables de la culminación de la crisis convulsiva, por ello las BDZ y los BBT, son tan efectivos en la fase de inicial del SC. Es bien conocido que la persistencia de una crisis expresa disfunción del sistema inhibitorio, es decir, ruptura de lo que constituye el "manto inhibitorio" cortical, lo que facilita que una crisis se disemine y auto-perpetúe. Dicha disfunción, ha sido explicada a través de lo que se ha denominado "tráfico de receptores". Los modelos de SC experimentales han demostrado mediante estudios de inmunohistoquímica, que el número de receptores GABA$_A$ disminuye a nivel de la membrana celular, incrementándose a nivel intracelular. Este proceso denominado endocitosis o nternalización, puede explicar en parte la falla en la inhibición GABA$_A$ y la progresiva fármaco-resistencia a las BDZ, como así también la persistencia del SC. Además se han estudiado otros mecanismos que cumplirían un importante rol en la pérdida de la inhibición mediada por GABA:

– Cambios agudos en el gradiente de cloro determinando menor hiperpolarización y mayor despolarización de los potenciales de acción mediados por receptores GABA$_A$,
– descenso en la modulación de la transmisión excitatoria por parte de los receptores pre-sinápticos GABA$_B$
– disfunción y pérdida aguda de neuronas intercomunicadoras o de enlace.

2. Hiperestimulación: por otra parte, el sistema glutamatérgico, excitatorio, es también reconfigurado. Aumenta el número de sus receptores, AMPA (alfa-amino-3-hidroxi-5-metil-4-isoxasol) y el NMDA (N-metil-D-aspartato) a nivel de la membrana sináptica, formando receptores excitatorios adicionales con lo cual se incrementa notablemente la excitabilidad. Se produce un efecto de retroalimentación positivo donde una crisis lleva a otra y así sucesivamente. Ello provoca entre otros fenómenos nocivos, excesiva entrada de calcio al interior celular, particularmente cuando son activados los receptores NMDA, desencadenando necrosis o apoptosis neuronales. Adicionalmente otros sistemas en el juego inhibición/estimulación estarían disfuncionantes: cannabinoides, mecanismos inhibitorios peptidérgicos, postulándose también un desplazamiento en la expresión de péptidos inhibitorios (galantina) a péptidos excitatorios (sustancia P).

En conclusión, el SC establecido es un fenómeno único que representa una reconfiguración de las redes inhibitorias/excitatorias del cerebro normal, con importantes implicancias clínico-terapéuticas.

Las modificaciones que sufren los receptores determinan fármaco-resistencia, la que se caracteriza por desarrollarse en una manera tiempo dependiente. Las drogas antiepilépticas que potencian la inhibición gabaérgica, como las BDZ, tienen un importante rol al inicio del status, en los primeros 20-30 minutos, pero a medida que el mismo progresa, van perdiendo potencia y eficacia, requiriéndose dosis muy altas que potencian su toxicidad.

Los antagonistas de los receptores NMDA continúan siendo eficientes aún en etapas tardías, mientras que en aquellos agentes que no actúa uniéndose a receptores GABA, como la fenitoína, se han identificado cambios moleculares y funcionales en canales de sodio voltaje dependientes.

Otros mecanismos identificados de tolerancia a las drogas AE pero de los cuales se desconoce su significancia clínica son: disminución en la expresión de los canales de potasio, y aumento en la expresión de proteínas trasportadoras en la barrera hematoencéfalica (BHE), tipo glicoproteína P, que impiden la entrada de las mismas al sistema nervioso central.

Manifestaciones sistémicas

El SC es una enfermedad sistémica, no limitada al compromiso cerebral. Paralelamente a la actividad convulsiva se van produciendo modificaciones en diferentes órganos que van condicionando la aparición de noxas de distinta índole capaces de desencadenar, agravar y/o perpetuar el daño inicial. Dichos insultos denominados *"secundarios"* y al igual que lo que sucede con las drogas AE, hacen su aparición a medida que el tiempo avanza sin tratamiento adecuado. Por ello en esta situación cobra tremenda importancia la frase acuñada por los americanos al hablar de la terapéutica en stroke: *"tiempo es cerebro"*.

Clásicamente se distinguen 2 fases:

Fase 1, compensatoria: ($\leq$ 30 minutos) en esta primera etapa se ponen en marcha todos aquellos mecanismos que intentan prevenir el daño cerebral. Comienzan a manifestarse luego de 5-7 minutos. Se produce un incremento del flujo sanguíneo cerebral que sigue al aumento en las demandas metabólicas. Se liberan masivamente catecolaminas. Esto trae como consecuencia hipertensión arterial, incremento en la frecuencia cardíaca, hiperglucemia, diaforesis e hipertermia. Son frecuentes las arritmias cardíacas. Acidosis metabólica y respiratoria pueden observarse secundarias al aumento de la producción de lactato por la intensa actividad muscular, la cual de comprometer los músculos respiratorios origina hipo ventilación alveolar y retención de CO_2 que en ocasiones pueden llegar a ser severas. Hipoxemia puede ocurrir, por múltiples factores pero en general es leve.

Fase 2, refractaria: (> 30 minutos) esta fase dependiendo del éxito o fracaso terapéutico. Si el status se controla en forma adecuada ocurre las alteraciones antedichas se normalizan paulatinamente. Si ocurre lo contrario se exacerban. El aumento de las demandas cerebrales de oxigeno y glucosa que no puede ser mantenido, conduce a hipoxia tisular cerebral. Se altera el mecanismo autoregulatorio cerebral, con lo cual el flujo sanguíneo cerebral sigue pasivamente a la tensión arterial media. Se altera la permeabilidad de la BHE, ocasionando edema cerebral e incremento en la presión intracraneana. A nivel sistémico se exacerban todas las alteraciones de la fase inicial. Los cambios autonómicos persisten y las funciones cardio-respiratorias fallan, predomina hipotensión arterial con lo cual se exacerba el daño cerebral. Puede desarrollarse edema pulmonar neurogénico, rabdomiólisis con injuria renal secundaria, falla hepática, hipoglicemia, anormalidades electrolíticas severas como hiperkalemia, coagulopatías e hipertermia.

En el 10% de los pacientes tratados por SC tónico-clórico generalizado las manifestaciones clínicas cesan o se tornan sutiles, mientras que la actividad eléctrica continúa.

En el EEG se describen 5 patrones (Treiman TM, 1995):

1. Características típicas distintivas de una convulsión tónico-clónica generalizada: actividad rápida, generalizada de baja amplitud (fase tónica) seguida de descargas de tipo espigas-ondas generalizadas repetitivas (fase clónica) con índice de repetición de 4-1 Hz.

2. Ritmos que crecen y disminuyen en frecuencia y amplitud.

3. Actividad ictal continua.

4. Actividad ictal continua, separada por períodos planos o de bajo voltaje

5. Descargas epileptiformes pseudo-periódicas laterales en un basal plano (PLEDS)

El SC sutil puede ser la fase final del SC prolongado caracterizado por movimientos mioclónicos focales o multifocales, coma y PLEDS con EEG basal p ano o de bajo voltaje. Los movimientos mioclónicos reflejan severo daño cerebral y pueden no ser epilépticos en su naturaleza.

Diagnóstico

El estado epiléptico es una emergencia médica, lo que implica que tanto el diagnóstico como el tratamiento deben efectuarse simultánea y precozmente.

Se debe diagnosticar: 1) SC propiamente dicho y 2) etiología del mismo.

El **diagnóstico del SC** es eminentemente clínico, abarcando fenómenos motores y alteraciones del estado de conciencia. La manifestación motora puede iniciarse y mantenerse focalizada; puede extenderse de manera Jacksoniana o bien puede generalizarse e involucrar todo el cuerpo. La presencia o ausencia de compromiso de conciencia puede diferenciar entre un SC simple de uno complejo. Es importante tener presente que la presencia o ausencia de fenómenos motores y/o la pérdida de conciencia no necesariamente se correlaciona con la actividad en el EEG durante o después del SC. De Lorenzo et al, (Epilepsia 1998) reportaron que el 48% de los pacientes evaluados con monitoreo EEG continuo (EEGc) un mínimo de 24 hs luego del control clínico de las convulsiones, presentaban persistencia de la actividad eléctrica, y más de un 14% de ellas se manifestaron como SNC del tipo crisis focal compleja. La alteración del estado de conciencia también es un pobre diferenciador clínico, ya que un 87% de los pacientes tratados satisfactoriamente por SC y el 100% de los tratados satisfactoriamente por SNC permanecieron comatosos una media de 12 hs luego de iniciada la terapia. (Treiman DM et al, NEJM 1998)(Varelas & Mirsky 2009).

Lo antedicho implica por un lado que sin un monitoreo EEG que complemente al cuadro clínico, los pacientes pueden ser considerados como tratados satisfactoriamente basados solamente en ausencia de convulsiones o bien pueden erróneamente considerarse inadecuadamente tratados, basados en la persistencia del estado de coma.

El diagnóstico diferencial debe efectuarse con aquellas situaciones que puedan imitar un SC. Para ello, el monitoreo con video-EEG es fundamental.

1. Pseudo-status epiléptico o psicógeno: definido como síntomas paroxísticos motores que simulan una crisis epiléptica en ausencia de actividad convulsiva eléctrica o lesión encefálica. Pacientes con epilepsia conocida tienen una incidencia de un 15% de pseudo-crisis. Walker M (BMJ 2005) enumera los siguientes signos a tener en cuenta para el diagnóstico diferencial: ojos fuertemente cerrados (ojos abiertos es la regla en una crisis epiléptica con un Valor Predicción Positiva del 97%), agitaciones o movimientos pobremente coordinadas, opistótonos, balanceo de la cabeza de un lado a otro, movimientos pélvicos hacia adelante, movimientos asincrónicos, llanto y tartamudeo.

2. Movimientos anormales y manifestaciones neuro-psiquiátricas: Existen muchas formas de actividad motora anormal que puede ser confundida con SC: tétanos, síndrome neuroléptico maligno, chuchos, escalofríos, mioclonias inducidas por drogas, postura de descerebración (extenso-pronación espontánea), hemibalismo y atetosis. Las manifestaciones neurosensoriales de SNC muchas veces pueden pasar como alteraciones psiquiátricas, por ejemplo alteraciones del humor, ceguera cortical, problemas de elocuencia (mutismo, deterioro de afluencia verbal), ecolalia, confabulación, desórdenes del comportamiento, etc.

El diagnóstico de SNC es más desafiante. Indefectiblemente requiere del auxilio del EEG, existiendo consenso en los criterios para su definición:

a) presencia de trastorno de conciencia o del comportamiento mayor a 30 minutos,

b) ausencia de signos clínicos de actividad convulsiva,

c) presencia en el EEG de actividad epiléptica que responda al tratamiento, conjuntamente con mejoría del estado de conciencia.

EEG

Si bien el EEG no resulta esencial para establecer el diagnóstico y comenzar el tratamiento en la fase aguda del SC, es una herramienta indispensable cuando se sospecha estatus no convulsivo, sutil o cuando son necesarios la utilización de agentes bloqueantes neuromusculares o se induce farmacológicamente el coma. Recordar que casi el 50% de los individuos continua con actividad eléctrica anormal durante 24 hs o más del cese de las convulsiones.

Los patrones EEG ya fueron descriptos en el apartado anterior, solo recordamos que la actividad convulsiva en el EEG se define como la presencia de descargas sincrónicas paroxísticas generalizadas o focales en forma de espigas (20-70 ms), ondas agudas ("sharp waves") (70-200ms), complejos espiga-onda u onda aguda-onda lenta > 3/seg.

Los criterios diagnósticos eléctricos para SC son los siguientes:

• actividad constante en forma de espiga

• patrón crescendo-decrescendo con periodos ictales motores mayores alternado con actividad paroxística de menor voltaje.

• característicamente no se observa abrupta terminación o depresión postictal, en contraste con lo que se observa en convulsión simple.

Además del diagnóstico, el EEG es sumamente útil para clasificar el SC, en monitorizar la terapéutica sobre todo la dosis de agentes anestésicos como el propofol o los BBT y un excelente auxilio a la hora de formular un pronóstico.

En lo que respecta al **diagnóstico etiológico** deberá hacerse una rápida anamnesis al paciente si fuera posible o al familiar/testigo. Se tendrán en consideración todas las causas citadas previamente. Se solicitarán exámenes de valoración general (hemograma, glucemia, ionograma, proteína C reactiva, función renal, hepática, etc.) para establecer causas metabólicas y/o infecciosas. Detección de drogas de abuso en sangre y orina. Dosificación en sangre de antiepilépticos en caso de ingestión previa o crónica.

La realización de **punción lumbar** se evaluará en cada caso particular, sobre todo en convulsiones en que se sospecha el origen infeccioso o desconocido. Si se sospecha fuertemente infección la PL quedara supeditada a la estabilización clínica y a los hallazgos de la neuroimagen con la finalidad de descartar situaciones que la contraindiquen. Recordar que el SC produce hipertermia, que en un tercio de los casos puede existir pleocitosis, sin causa identificable y que el tratamiento antibiótico no debe retrasarse bajo ningún concepto.

Al considerar los **estudios de imagen**, su elección dependerá de la situación clínica, no debiendo olvidar el concepto básico de situaciones críticas que los traslados o estudios deben efectuarse bajo condiciones de estabilidad. Se solicitará una tomografía de cráneo (TC) en pacientes que debutan con crisis convulsiva o en los que se desconoce la causa, cuando exista sospecha firme de trauma, hemorragia intracraneana, isquemia, lesiones ocupantes de espacio o historia de inmunodepresión. Es el estudio de elección en emergencia dado que es rápido de fácil obtención, se puede realizar en pacientes ventilados, con monitoreo multimodal o con prótesis y marcapasos, además de detectar con mucha efectividad patologías que requieran rápida intervención.

La resonancia magnética (RM) es un estudio que se solicita en casos seleccionados. Es más sensible y específica para diagnosticar patologías poco comunes como encefalitis, trombosis venosas, tumores, etc.

Al momento de valorar las imágenes hay que tener presente que existen cambios transitorios, tanto en TC (hipodensidades transitorias) como en RM, que se vinculan al propio SC. En la RM se han identificado cambios tan precoces como a las 24 hs de un SC, que consisten en aumento de señal (hiperintensidad) en la secuencia T2, en las de difusión (DWI) con la correspondiente disminución focal en las imágenes de coeficiente de difusión aparente (ADC). Típicamente se produce un aumento de la señal en las secuencias FLAIR (Fluid Attenuation Inversión Recovery) a nivel de hipocampo, neocortex, tálamo, otros núcleos de la base e incluso diasquisis cerebelosa cruzada (zonas anatómicamente vulnerables al daño). En la etapa precoz, estos cambios han sido interpretados erróneamente como edema vasogénico y/o citotóxico, pueden ser de breve duración, o permanecer por semanas a meses.

Las lesiones descriptas habitualmente son reversibles, pero también pueden contribuir a daño permanente sobre todo en SC prolongados o refractarios, originando necrosis laminar cortical, atrofia cerebral y esclerosis mesial temporal. Esas alteraciones persistentes se han asociado con resultados desfavorables y persistencia o recurrencia de las convulsiones, por ello es aconsejable a los fines pronósticos, realizar una nueva RM en el seguimiento del paciente. (Nohria V et al, Epilepsia 1994; Pohlmann-Eden, B. J Neurol Neurosurg Psych 2004, Goyal MK, et al Neuroradiol 2009, Huang YC, Epilepsy Research 2009).

Tratamiento

El status convulsivo es una de las emergencias neurológicas de mayor importancia por lo tanto requiere un diagnóstico y tratamiento temprano con la finalidad de minimizar el daño cerebral y evitar las complicaciones sistémicas. Se aconseja en la medida de lo posible contar con un protocolo institucional que incluya la etapa prehospitalaria ya que la respuesta a la terapéutica es tiempo dependiente.

Los objetivos serán:

1. Estabilizar al paciente,
2. Abortar la crisis clínico-eléctrica
3. Prevenir la recurrencia,
4. Identificar la causa y tratarla,
5. Evitar y tratar las complicaciones

Medidas generales

El manejo del SC comienza en el momento mismo que se toma contacto con el paciente, ya sea en el pre-hospitalario, en la emergencia o en la unidad de terapia intensiva, basándonos en el hecho previamente enfatizado de que tiempo es determinante, por lo tanto cuanto más prolongada la crisis más difícil será terminarla y el riesgo de daño permanente se incrementa en forma exponencial.

Solo a los fines didácticos estableceremos 2 fases secuenciales en el tratamiento, una precoz que en general acontece antes del arribo al hospital o en la sala de emergencias. Es allí donde se establecen las medidas generales de soporte, continua el tratamiento especifico iniciado en la etapa prehospitalaria y se determinan el diagnóstico de SC y sus posibles etiologías de ser posible. Si no se logran controlar las crisis o se desarrollan complicaciones severas comienza la etapa en la que el paciente debe ser admitido a una unidad de cuidados intensivos con la monitorización y tratamiento necesarios.

Fase inicial:

Objetivos: estabilización del paciente mediante un manejo integral que comprende el ABC de la reanimación (vía aérea, respiración y circulación) asociado a un tratamiento farmacológico adecuado.

1. Vía aérea y respiración: se debe asegurar una vía aérea expedita y oxigenación adecuada. Evitar broncoaspiraciones fundamentalmente en el período post convulsivo, inmediatamente al término de la actividad motora, (período de mayor riesgo) dado que es cuando el paciente ventila profundamente. Para evitar esta complicación se debe rotar al individuo lateralmente. A pesar de los períodos de apnea y cianosis que ocurren durante la fase tónico-clónica de las crisis, la mayoría de los pacientes mantienen mecánica ventilatoria adecuada siempre y cuando la vía aérea permanezca permeable. Una vez que la crisis fue controlada, si el paciente oxigena bien y ventila adecuadamente, la intubación oro-traqueal (IOT) puede no ser necesaria, procediéndose a la misma en caso que el paciente

continúe experimentando crisis a pesar de recibir la terapia de primera línea. Recordar siempre que la decisión de intubar debe basarse en el juicio clínico. No existe un fármaco de preferencia para realizarla, la inducción anestésica con propofol o midazolam puede terminar la crisis a la vez que facilita la IOT. En algunas circunstancias puede requerirse la utilización de bloqueantes neuromusculares. De ser necesario se recomienda no utilizar succinilcolina dado que exacerbaría la hiperpotasemia secundario a la rabdomiólisis con el peligro de desencadenar arritmias fatales. En caso de pacientes traumatizados deberá tenerse la debida precaución en la manipulación y protección de la columna cervical al realizar la maniobra de IOT.

2. Colocar inicialmente dos buenos accesos venosos periféricos para adecuada hidratación y administración de drogas antiepilépticas de primera línea. Extraer sangre para los distintos exámenes de laboratorio ya referidos.

3. Mantener una adecuada presión arterial. Utilizar soluciones isotónicas (ClNa 0.9%) o ligeramente hipertónicas (3-7.5%) en el caso de sospecha de hipertensión endocraneana. Evitar hipotensión arterial. De ser necesario recurrir a vasopresores y/o inotrópicos.

4. Tratar y excluir causas rápidamente corregibles como hipoglicemia e hiponatremia. La glicemia se corregirá si la misma se encuentra por debajo de 80 mg%, administrando previamente 100 mg de tiamina si el paciente esta desnutrido o tiene antecedentes de etilismo crónico. Posteriormente, si las cifras de glucosa sérica permanecen por debajo del umbral señalado y de acuerdo al monitoreo suministrar 25-30 g de glucosa.

5. La presión arterial, ritmo cardíaco, oximetría de pulso y temperatura deben ser adecuadamente monitorizadas.

Una vez estabilizado el paciente y la crisis controlada, se realizarán los estudios complementarios según lo hemos detallado más arriba, sobre todo en aquellos pacientes que no tienen historia previa de convulsiones.

Fase en la UCI:

Cuando el paciente requiere IOT, asistencia ventilatoria mecánica, manejo hemodinámico, utilización de fármacos de segunda línea o presenta complicaciones sistémicas deberá ser admitido de inmediato a una unidad de cuidados intensivos, donde se realizará la monitorización integral incluyendo el EEG continuo, de estar disponible.

En la UCI debe continuarse la terapéutica iniciada en la sala de emergencias. Se deben adoptar todas aquellas medidas tendientes a evitar injuria cerebral secundaria que en nada difieren de otras patologías neurocríticas.

En UCI es conveniente y aconsejable, la colocación de vía venosa central, y línea arterial. Con ello intentamos monitorizar la hemodinamia sistémica de manera más precisa y a tiempo real, además de permitir la extracción seriada de muestras sanguíneas sin agresiones extras al paciente. Al mismo tiempo resultan de gran ayuda cuando se necesitan grandes expansiones de volumen, o infundir líquidos de gran viscosidad como coloides, manitol, sangre entera, plasma, sin interferir con infusiones continuas de sedantes, analgésicos, etc. Beneficios adicionales se obtienen al evitar complicaciones locales como la flebitis que ocasionan ciertas BDZ o la fenitoína.

Con respecto al tipo de soluciones a utilizar, somos partidarios de las soluciones isotónicas de cloruro de sodio al 0,9% (solución fisiológica), o ligeramente hipertónicas (3.5%) dependiendo ello del análisis de diferentes factores como son: natremia, la presencia del síndrome de derrame cerebral de sal, síndrome de secreción inapropiada de hormona antidiurética, hipertensión endocraneana, volemia, efectos de masa en la TAC (desviación de línea media, borramiento cisternal), etc.

Bajo ningún concepto (salvo hipoglucemia), deben prescribirse soluciones hipotónicas como las dextrosadas o el ringer lactato, ya que favorecen y/o agravan el edema cerebral.

Se debe poner énfasis en el logro de homeostasis fisiológica a través del logro de las ''6 N o seis normalidades''.

Hipertermia debe tratarse perentoria y agresivamente, ya que tiene notorios efectos deletéreos sobre las neuronas, incrementa las demandas metabólicas cerebrales de oxigeno y la presión intracraneal, además de perpetuar el SC al disminuir el umbral convulsivo. Si bien no se dispone de recomendaciones basadas en la evidencia, es nuestra práctica corriente, iniciar el tratamiento cuando la temperatura rectal es ≥ 37.5 grados centígrados. Medios físicos, mantas térmicas y paracetamol en dosis de hasta 2 gramos diarios son las opciones que utilizamos.

Con respecto a la ventilación mecánica, adoptamos una política agresiva, indicándola en todos aquellos pacientes que presenten uno o más de los siguientes criterios:

a) GCS ≤ 8

b) Deterioro neurológico progresivo

c) Hipertensión endocraneana

d) Insuficiencia respiratoria: broncoaspiración, edema pulmonar neurogénico

e) Patrones ventilatorios anormales

f) Incapacidad de lograr normoxemia y normocapnia, a pesar del aporte suplementario de oxigeno, broncodilatadores, kinesioterapia intensiva, etc.

g) Inestabilidad hemodinámica: falla de bomba, shock de cualquier etiología.

Debido al hipercatabolismo de estos pacientes, no retrasamos el inicio de la alimentación, en lo posible dentro de las 48 horas iniciales, prefiriendo la ruta enteral mediante sonda nasoyeyunal. Debido a la gastroparesia que acompaña el daño neurológico primario conjuntamente con la necesidad de utilizar fármacos que la ocasionan como los opioides o la difenhidantoina; asociamos gastroquinéticos como eritromicina, metoclopramida o cinatáprida.

Medidas accesorias incluyen posicionar la cabecera a 30 grados de la horizontal; ''neutra'', lo que significa sin flexo-extensión anteroposterior ni lateral, con lo cual básicamente mejoramos la relación volumen-presiones de la cavidad craneal al favorecer el drenaje venoso y la redistribución del liquido cefalorraquídeo, minimizando al mismo tiempo la probabilidad de microaspiraciones y de neumonía asociada a la ventilación mecánica.

Por último, no deben olvidarse, aquellas medidas que por parecen obvias; o son subestimadas, o lo que es peor no son tenidas en cuenta:

- Protección ocular: lágrimas artificiales, colirios o simplemente lavado frecuente de los ojos con té de manzanilla a los fines de prevenir ulceraciones corneales.

- Higiene frecuente de la cavidad bucal y encías con clorhexidine.
- Prevención de ulceras por decúbito.
- Profilaxis de las ulceras de estrés (bloqueantes de los receptores H2, de la bomba de protones o antiácidos de contacto como el sucralfato).
- Profilaxis de la trombosis venosa profunda con vendas elásticas, manguitos neumáticos de compresión secuencial y heparinas de bajo peso molecular.

Tratamiento farmacológico especifico

La droga anticomicial ideal para el tratamiento del SC debería contar con las siguientes características: ser posible su administración parenteral, poseer un índice terapéutico amplio, rápida penetración y permanencia adecuada en el parénquima cerebral, acción duradera y efectiva contra todos los tipos de epilepsia. A la fecha dicho fármaco no está disponible.

Dadas las evidencias actuales en cuanto a que la respuesta al tratamiento es tiempo dependiente, con una acelerada pérdida de la acción gabaérgica, sería prudente y conveniente utilizar drogas o combinación de las mismas con mecanismos de acción variados.

Agentes de primera línea

El tratamiento de primera línea de elección son las benzodiacepinas. Tanto diazepam (0.2 mg/kg) como lorazepam (0.1 mg/kg) son efectivas. Las recomendaciones actuales están basadas principalmente en 3 estudios randomizados controlados: Leppik IE, JAMA 1983; Treiman DM, NEJM 1998 y por último el de Aldredge, NEJM 2001(fase prehospitalaria). Destacamos el estudio de Treiman et al, (Veterans Affair cooperative Study Group) dado que es el que más pacientes incluyo. En dicho estudio, se reporta que lorazepam tiene el mayor índice de terminación de la crisis (65%), sin embargo las diferencias no fueron significativas respecto a diazepam asociado a fenitoína (56%) o fenobarbital (58%), pero sí fue superior a fenitoína (43%). Los otros 2 estudios aunque más pequeños, colocan también al lorazepam como el agente más efectivo a la hora de abortar las crisis y acortar la duración del SC.

Adicionalmente *lorazepam* por su perfil farmacocinético brinda una acción anticonvulsivante más duradera (> 6hs), debido a su menor liposolubilidad, permaneciendo más tiempo en el tejido cerebral. El metabolismo del lorazepam no se afecta por disfunción hepática ni renal. Los inconvenientes del lorazepam radican en que es una droga sensible a la luz y al calor sin poder resistir largos periodos de almacenamiento, razón por la cual es imperativo que debe almacenarse protegido de la luz y refrigerado, aconsejándose la renovación del stock cada 4-6 meses. Por esas razones y por tener mayor costo no se ha impuesto en la mayoría de los países de Latinoamerica en donde es casi universal la utilización del diazepam. También el midazolam es una opción válida, pero choca con el inconveniente de su corta vida media con rápida distribución a los tejidos fuera del sistema nervioso central. Un pequeño estudio comparativo con el lorazepam presentó una insignificante tendencia a su favor. (McCormick EM et al. Epilepsia 1999).

Se debe tener presente siempre que la iniciación de la intervención terapéutica precoz es mucho más importante que la elección de la droga.

Cuando por distintas razones no está disponible el acceso venoso, se deben considerar otras vías de administración. Diazepam y lorazepam pueden administrarse rectalmente aunque es preferible midazolam intramuscular ya que es hidrosoluble absorbiéndose con mayor celeridad.

Si las BDZ a dosis adecuada resultan ineficaces en el control de las convulsiones se recurre a los fármacos de segunda línea entre los que se encuentran fenitoína, fenobarbital y acido valproico. Nosotros compartimos el pensamiento de algunos autores que el SC establecido, ubican a la fenitoina como agente de primera línea no como opción a las BDZ sino como coadyuvantes ya que al tener un mecanismo de acción diferente potencian la acción anticomicial y evitan las recurrencias.

Por lo tanto actualmente en la práctica se usa fenitoína inmediatamente luego de administrar BDZ. EL 40-50 % de los pacientes que no responden a benzodiacepinas responderán a dosis carga de *fenitoína* (20 mg/kg)

Fenitoína: algunas características que le son propias deben ser tenidas en cuenta a la hora de administrarla. Es indispensable una vena de grueso calibre dado que su pH alcalino cercano a 12 ocasionado por el diluyente propilenglicol puede dar irritación y/o flebitis. Si se diluye debe hacerse en suero fisiológico (NO dextrosa). Debido a que la droga enlentece la activación de canales de Na^+ voltaje dependientes puede determinar arritmias e hipotensión, sobre todo en pacientes años o con patología cardiaca, por ello se recomienda como velocidad máxima de infusión 50 mg/min. La droga tiene la desventaja de poseer un estrecho margen terapéutico por lo que sus niveles séricos deben ser controlado regularmente, siendo aconsejable mantenerlos en el rango entre 10-20 mcg/ml. De contarse con la posibilidad de dosar fenitoína libre, el nivel alcanzar debería estar entre 1 y 2 microg/ml.

Un hecho a tener presente con respecto a la farmacocinética de la fenitoína es su fuerte unión a proteínas plasmáticas, con una fracción libre plasmática de sólo el 10%. La droga libre de representa la droga activa, la que se encuentra en equilibrio con el sitio de acción. En pacientes con hipoalbuminemia, la fracción de droga libre aumenta. Por otro lado, algunos fármacos como el Acido valproico, así como compuestos endógenos en pacientes con insuficiencia renal pueden también incrementar la fracción libre de fenitoína por desplazamiento competitivo de los sitios de unión a proteínas. Este aumento en la fracción de la droga libre determina un aumento en el volumen de distribución, y del clearance con la consiguiente caída de la concentración total de la droga. El desconocimiento de esta interacción puede en pacientes críticos llevar erróneamente a aumentos innecesarios de dosis de fenitoína exponiéndolos a los efectos tóxicos. Dado que la medición de fenitoína libre en plasma es muy costosa, una opción es estimar los niveles libres de fenitoína a diferentes concentraciones de albúmina de acuerdo a Sheiner Tozer, usando 0,1x CCorr. Esta fórmula no es apropiada en caso de asociación con fármacos que interaccionan y desplazan a fenitoina. En el CTI del Hospital de Clínicas de Montevideo en conjunto con el Departamento de Monitoreo de drogas, se realizó un estudio que valoró la utilidad en los pacientes críticos de la medición de fenitoína libre en saliva, encontrándose una buena correlación con la plasmática, pudiendo esta ser esta una opción a considerar al monitorizar los niveles terapéuticos de la droga (Ibarra M, Canale A, J Epilepsy Clin Neurophysiol 2010).

Ecuación de Sheiner Tozer:

$$C_{corr} = \frac{C_{exp}}{(1 - \alpha)\,(C_{alb}/4,2) + \alpha} = \frac{C_{exp}}{0,21 \times C_{alb} + 0,1}$$

La toxicidad por fenitoína se manifiesta además de los trastornos cardiacos, hipotensión, arritmias por un cortejo de síntomas y signos neurológicos, entre los que se destacan nistagmus, ataxia, disartria, hiperreflexia, distintos grados de depresión de conciencia, pudiendo llegar hasta el coma y en forma paradójica, convulsiones.

Fosfenitoína

Es un precursor de la fenitoína, soluble en agua. El grupo éster fosfato es rápidamente removido una vez que ingresa al torrente sanguíneo formando fen toína. La equivalencia es 1,5 mg de fosfenitoína, corresponde a 1 mg de fenitoína. La ventaja es que se puede dar por vía periférica y no da repercusión hemodinámica. No contamos con ella en nuestro medio y es muy costosa.

Agentes de Segunda Línea

Valproato

Es una droga de amplio espectro, de la cual ahora se dispone para su administración intravenosa. En la mayoría de los protocolos se la utiliza en el SC refractario, como opción previo a los anestésicos. No tiene efectos sedantes, es de fácil suministro, con un muy buen perfil de seguridad, bien tolerada hemodinámicamente, aún en pacientes inestables.

En un reciente estudio randomizado, Misra, et al, (Neurol 2006) compararon la administración de valproato y fenitoína, en 68 pacientes con SC El grupo que recibió valproato presentó mayor índice de cese (66%) comparado con los que recibieron fenitoína (42%). Además se permitió el entrecruzamiento de manera tal que en cada grupo, a los individuos que no respondieron se les suministro la otra droga. Como segundo agente el valproato fue efectivo en 79% de los casos, en contrapartida fenitoína fue eficaz en sólo el 25%.

Valproato demostró ser eficaz para diferentes tipos de SC, incluyendo los de inicio focal, el no-convulsivo, ausencia y mioclónicos.

Las dosis carga empleadas varían entre 25-60 mg/kg, a una velocidad de infusión de 5-6 mg/kg/min. Los niveles séricos recomendados se encuentran entre 50 y 150 mcg/ml. Hay que tener presente que ciertas drogas como fenitoína, me~openem y amikacina, actúan como limitantes para alcanzar el nivel sérico deseado. Las contraindicaciones para su uso son principalmente disfunción hepática severa, pancreatitis, trombocitopenia, embarazo y lactancia.

Otra ventaja es que al no tener efecto sedante ni depresor respiratorio puede evitarse la intubación oro-traqueal y ventilación mecánica.

Aún la experiencia con esta droga es muy limitada y no se pueden hacer recomendaciones como droga de primera línea, sin embargo potencialmente puede ser de gran ayuda en ciertas situaciones como hipersensibilidad a fenitoina, inestabilidad hemodinámica o en pacientes que ya están bajo tratamiento con la droga.

Fenobarbital

Ha sido utilizado en el pasado como agente de primera línea. Actúa sobre los receptores $GABA_A$. Las dosis utilizadas eran de 15-20 mg/kg de carga a una velocidad no mayor a los 100 mg/minuto seguida por una dosis de mantenimiento de 300 mgs/día. Si bien en pediatría sigue teniendo su lugar en los protocolos de tratamiento, en el adulto ha quedado relegado, por sus potenciales efectos deletéreos, depresores cardiorespiratorios sobre todo cuando se los asocia con BDZ.

Agentes de uso potencial en el futuro

Levetiracetam

Es una droga promisoria. Carece de los efectos depresores de la función respiratoria y no compromete la hemodinamia. El mecanismo de acción es diferente al de otros anticomiciales actuando principalmente a nivel de las proteínas sinápticas vesiculares SV2A. Los datos disponibles sobre su utilización endovenosa a una dosis de carga de 20 mg/kg (habitualmente 2 gramos) aun son escasos pero han demostrado una tasa de éxito que va del 44 al 88%. Dado su buen perfil de seguridad puede ser útil luego de administrar BDZ y fenitoina o valproato.

Lacosamida

Es una nueva droga disponible vía oral y parenteral que enlentece la inactivación de los canales de sodio, voltaje dependientes. Si bien las series reportadas son pequeñas en cuanto al número de pacientes incluidos muestran resultados alentadores con una tasa de éxito del 44% cuando ya fallaron otros anticonvulsivantes. Ambas drogas levetiracetam y lacosamida parecerían ser sumamente eficaces sobre todo en crisis parciales complejas.

Guías. Lineamientos- Protocolos

Si bien existen cientos de artículos referidos al tema, provenientes de sociedades científicas, fundaciones, etc; todos y cada uno de ellos tienen en común que basan sus recomendaciones en un bajo nivel de evidencia ya que no existen estudios de alta calidad que los avalen. No obstante ello, estamos absolutamente convencidos que un protocolo de acción es no solo útil sino hasta conveniente sobre todo si se basa en la disponibilidad y realidad de cada institución. Es aquí y ahora donde queremos señalar que análisis de datos de estudios de diferente índole han estimado que en aquellos pacientes con SC manifiesto que no es controlado inicialmente por BDZ, sumar un nuevo agente resulta en una tasa de éxito de solo un 5% adicional, sumándole un 2.3% al incorporar un tercer agente. Dicha práctica solo insume o "malgasta" tiempo. Tiempo es cerebro y la respuesta a las drogas es tiempo dependiente, por ello creemos que adoptar una postura que acelere los tiempos es más apropiado. El siguiente algoritmo delinea nuestra forma de proceder frente a un SC.

Status Convulsivo Refractario

Presentan este estado, todos aquellos individuos que persisten con actividad comicial activa a pesar del tratamiento con dosis adecuadas de drogas de primera (BDZ y fenitoina) o segunda línea (valproato, fenobarbital) según otros autores. En dicho caso sugerimos admisión a una unidad de cuidados intensivos, monitoreo multimodal incluyendo EEG, IOT/ventilación mecánica y la utilización de drogas anestésicas. Disponemos para ello de midazolam, propofol y barbitúricos de acción breve como el pentobarbital y el tiopental.

Hasta hoy día no disponemos de datos provenientes de estudios prospectivos, randomizados que nos ayuden en la elección del agente a utilizar. Una revisión sistemática (Claasen J, Epilepsia 2002) señala que los BBT logran mayor eficacia en el control de las convulsiones a costa de ser los de peor perfil de seguridad por sus efectos cardiodepresores fundamentalmente hipotensión arterial. Otro estudio de naturaleza retrospectiva señala que sea cual fuere el agente anestésico utilizado para inducir el coma, ninguno tiene impacto en el resultado final. (Rosetti AO, Arch Neurol 2005).

Midazolam

Es una benzodiacepina de rápida acción, hidrosoluble, cuya vida media es de 4-6 hs. Actúa por intermedio de su unión al receptor $GABA_A$, causando sedación. Su metabolización es hepática dando origen a compuestos hidoxilados que son eliminados por los riñones. Su perfil de seguridad es bastante aceptable aunque en ocasiones puede deprimir la ventilación y ocasionar hipotensión arterial sobre todo en pacientes añosos e hipovolémicos. La dosis de carga usual es de 0,2 mg/kg, pudiéndose incrementar de 0,2-0,4 mg/kg cada 5 minutos hasta que las crisis cesen o a hasta un máximo de 2 mg/kg/. La dosis de mantenimiento en infusión continua es titulable entre 0,1-2 mg/kg/h. Una de sus mayores desventajas es su taquifilaxia, por lo cual la dosis debe ser incrementada progresivamente para mantener el control de las crisis. Además se acumula en el organismo con infusiones prolongadas, con lo cual el despertar suele ser más dificultoso.

Propofol

Es un alquifenol, que produce depresión global del SNC activando receptores GABA además de inhibir receptores NMDA, con lo cual modula la entrada de calcio a través de los canales lentos. Posee actividad antioxidante. Es altamente lipofílico con gran volumen de distribución. Su metabolización es vía conjugación clucurónica y sulfúrica. Estas propiedades hacen que tenga un rápido inicio de acción y una rápida recuperación luego de su discontinuación, aún luego de infusiones prolongadas. No se acumula.

Como desventajas pueden señalarse la capacidad de producir movimientos involuntarios o convulsiones (fundamentalmente al retirarlo), hiperlipidemia y acidosis metabólica. El efecto adverso más grave, potencialmente fatal, es el Síndrome de infusión de Propofol, caracterizado por desencadenar rabdomiólisis, acidosis metabólica y arritmias graves.

El riesgo parecería ser mayor en la población pediátrica. Se presenta generalmente con infusiones que exceden los 5 mg/k/h por más de 72 hs. Se recomienda monitorizar durante su utilización Electrocardiograma, niveles de CPK y triglicéridos.

Su presentación es en ampollas de 20 ml con 10 mg/ml (200 mg) o frascos de 50 ml (500 mg). La dosis inicial es en bolo de 2 mg/kg, se puede repetir 1 vez más, el ritmo de infusión seguro es de 2-5 mg/kg/h.

Tiopental

Altas dosis de barbitúricos es otra opción disponible para la terapéutica del estado refractario. Es muy liposoluble, por lo cual su inicio de acción es rápido, sin embargo tiende a acumularse, pudiendo demorar en desaparecer su efecto, 24-48 hs o más dependiendo de la dosis infundida y la duración de la infusión. El metabolito activo es el pentobarbital. Tiene importantes efectos adversos. Interfiere en forma significativa con el examen físico. Es un importante depresor miocárdico, ocasionando hipotensión significativa. Debido a la supresión del reflejo tusígeno, el aclaramiento de las secreciones por la no es posible, predisponiendo a neumonía. Produce gastroparesia e íleo intestinal importante con dificultades en la alimentación enteral. La respuesta inmunológica se encuentra deprimida, determinando un significativo riesgo de contraer infecciones nosocomiales. Además incrementa notablemente el riesgo de padecer ulceras de decúbito o trombosis venosas profunda.

En nuestro país contamos con el Tiopental Sódico (ampollas de 0.5-1 g), la dosis carga es de 3-5 mg/kg (100-250 mg en 2 segundos), pudiéndose repetir 50 mg cada 2-3 minutos hasta lograr el control de la convulsión. La infusión es entre 3-5 mg/kg/h. Deberá titularse contra EEG, según objetivo preestablecido.

La mayoría de los protocolos utilizan midazolan y/o propofol, previo al uso de barbitúricos (tiopental/pentobarbital) dado que son drogas de más rápido clearance farmacológico y menores efectos sistémicos. (Varelas & Mrisky, Current Neurology and Neuroscience Reports 2009; EFNS guideline, Meierkord et al, European Journal of Neurology 2010; Lowenstein, Epilepsia 2006; Bleck, Curr Op Crit Care 2005; Cherian A, Ann Indian Acad Neurol 2009).

Un aspecto controvertido que aun genera debate es saber cuál es la meta apropiada a alcanzar al titular las drogas. Los dosajes séricos no son de ayuda por lo tanto resulta imperativo el control con EEG. Algunos (Bleck) creen que el objetivo a perseguir es la supresión de las crisis independientemente de la actividad basal en el EEG, ya que las mismas pueden recurrir aunque en el EEG se obtenga el patrón de salva-supresión o por el contrario puede ser que las crisis se hayan controlado aun cuando el ritmo basal es simplemente lento. Las guías europeas, (Meierkord 2010) recomiendan alcanzar con barbitúricos y propofol la salva supresión y con el midazolam la cancelación de la actividad convulsiva. Este objetivo debe mantenerse un mínimo de 24 hs, punto intensamente discutido, ya que algunos expertos recomiendan 12-24 hs de salva supresión (Lowenstein et al), mientras que otros recomiendan prolongarla hasta 96 horas (Varelas & Mirsky). Algunos autores no están para nada de acuerdo con esta supresión intensa y prolongada de la actividad eléctrica (Rossetti et al).

La discontinuación de estas infusiones debe ser gradual y en base a la no recurrencia de las crisis. (Varelas 2008)

Puntos Clave

- El SC prolongado y generalizado es una verdadera emergencia neurológica ya que puede provocar daño cerebral permanente y muerte.

- 5 minutos es el cohorte más operativo y de mayor impl cancia terapéutica al definir SC.

- En general, cuanto más rápido controlo las crisis mejor seré el resultado final.

- Las BDZ son los agentes de primera línea de elección, las cuales deben acompañarse con la utilización simultánea de fenitoína.

- El retraso en la terapéutica está asociado con farmacoresistencia.

- El SC refractario requiere admisión a unidad de terapia intensiva y la inducción de coma con agentes anestésicos.

- Monitoreo EEG es altamente recomendable para el diagnóstico, titulación de drogas y para establecer el pronóstico.

6 Hemorragia cerebral

Dr. Luis Rafael Moscote Salazar
Dr. Gabriel Alcala-Cerra

Definición

La hemorragia intracerebral espontánea (HIE) se define como el sangrado dentro del parénquima encefálico, producida por una ruptura vascular, con o sin comunicación intraventricular y/o a espacios subaracnoideos.

Contexto clínico

El 60% de estas afecciones se localiza profundamente en la zona de los ganglios basales, el 30% en los hemisferios cerebrales (hemorragia lobular) y el 10% en cerebelo y tronco cerebral. La hemorragia hipertensiva se localiza preferentemente en ganglios basales, puente y cerebelo. Las hemorragias lobulares tienen mayor probabilidad de ser por causas distintas a la hipertensión, como tumores, malformaciones arteriovenosas o cavernomas.

Epidemiología

La HIE afecta a 20 personas por cada 100.000 habitantes cada año y estudios basados en comunidades han indicado una mortalidad mayor al 40%.

Fisiopatología

Al presentarse un episodio de HIE. Se produce una lesión primaria que desencadena un proceso inflamatorio, la inflamación, entendida como la respuesta de los tejidos vivos a la agresión, está destinada principalmente a proteger y aislar el organismo de todas aquellas noxas capaces de producir lesión tisular.

La fisiopatología de la HIE es esquematizada en la Figura 1.

Se ha determinado que el Síndrome de Respuesta Inflamatoria Sistémica (SRIS) también ocurre en procesos hemorrágicos intracerebrales. Este síndrome está compuesto por los menos por dos de los siguientes parámetros:

a) Temperatura corporal superior a 38 o inferior a 36 grados centígrados.

b) Frecuencia cardiaca superior a 90 latidos/minuto.

c) Frecuencia respiratoria mayor de 20/minuto o paCO2 inferior a 32 torr (menos de 4,3 kPa).

d) Recuento de glóbulos rojos superior a 12.000 o menor de 4.000 mm3 o mas de un 10% de formas inmaduras (neutrófilos en cayado).

Es muy importante anotar que en la HIE el sangrado, no es un fenómeno monofásico, que cede inmediatamente, sino que puede progresar, de hecho hasta en el 38% de los casos se ha observado crecimiento del hematoma en las primeras 20 horas (8).

Etiología

Existen diversas etiologías para la HIE (Tabla 1), se considera la hipertensión arterial como el factor pre mórbido más frecuente, pero puede suceder un episodio hemorrágico en pacientes sin historia de hipertensión arterial cuando se presentan cambios agudos del flujo sanguíneo cerebral. También se han determinado que patologías tales como: malformaciones arteriovenosas, angiomas cavernosos, sangrado aneurismático y la enfermedad de Moya-Moya, como también la angiopatía amiloide cerebral la cual es una alteración donde se presentan depósitos de material amiloice en las capas medias y adventicias de las arterias pequeñas de los hemisferios, usualmente en las capas superficiales de la corteza y las leptomeninges, estos depósitos de amilode remplazan el músculo liso de la capa media y separan las membranas elástica interna y basal externa.

Clasificación

Se clasifican como primarias o secundarias según la causa del sangrado. Las primarias son las más frecuentes (78-88%), se originan de la ruptura de espontánea de un vaso, afectado por los cambios propios de la hipertensión arterial (HTA) o la angiopatía amiloide. Las secundarias se asocian a tumores, malformaciones arteriovenosas (MAV), alteraciones en la coagulación, abuso de drogas o sangrados en el interior de una isquemia. Son menos frecuentes, pero su importancia radica en la necesidad de identificarlas pues el tratamiento específico evita las recurrencias. Hay evidencia para un papel de factores genéticos en el desarrollo de la HIE. Uno de los genes candidatos en el gen de la enzima convertidora de angiotensina; este gen juega un papel bastante conocido en la función endotelial, la regulación de la proliferación y el tono del músculo liso y puede estar implicado en la ateroesclerosis.

Las hemorragias intracerebrales espontáneas vinculados a hipertensión arterial (HTA) pueden ser cerebrales, cerebelosos o de tronco encefálico.

A nivel cerebral pueden ser lobares o de ganglios basales (HGB). La variedad topográfica de los HGB es: anterior (vinculado a la cabeza de núcleo caudado), interno (vinculado al tálamo) o externo (cápsulo-lenticular).

Manifestaciones clínicas

Clínicamente de su localización el paciente debutara con una sintomatología determinada dependiendo la localización del el hematoma.

Hemorragias putaminales: Hemiparesia contralateral y ocasionalmente disfasia.

Hemorragia del Tálamo: Hemiparesia contralateral, disfasia, alteración en los movimientos oculares, desviación de la mirada, parálisis de los músculos rectos superiores o pupilas no reactivas.

Hemorragia en la Cabeza del núcleo caudado: confusión, perdida de la memoria, hemiparesia, parálisis oculares, y se asocia a hidrocefalia y sangrado intraventricular.

Hemorragias el Cerebelo: Cefaleas de inicio súbito, ataxia y vomito.

Hemorragias pónticas: cuadriplejia, miosis, parálisis oculares, usualmente devastadoras, en las pequeñas hemorragias hay parálisis ocular, ataxia y perdida sensitivomotora.

Diagnóstico

Actualmente la Tomografía Axial Computadorizada craneal es la técnica de neuroimagen de elección en la valoración inicial de un paciente en el que se sospeche HIE.

La angiografía no es necesaria en pacientes hipertensos mayores de 45 años que no presenten la TC signos sugerentes de lesión estructural.

Es clásico diferenciar tres grupos de Hematomas gangliobasales según su tamaño:

– Pequeño, hasta 3 cm de diámetro máximo.

– mediano, de 3 a 6 cm de diámetro máximo.

– grande, más de 6 cm de diámetro máximo.

Tratamiento médico

En la HIE el tratamiento médico debe ir dirigido a brindar las mejores condiciones fisiológicas que disminuyan las lesiones subsiguientes al episodio hemorrágico, idealmente el paciente debe mantenerse euvolémico.

Los pacientes deben ser admitidos a una Unidad de Terapia Intensiva o en Cuidados intermedios.

Recomendaciones:

- Aplicar el ABC.
- SSN 0.9% 100 cc/hora.
- Sedación: diazepam 5 mg v.o. c/8 horas.
- Manejo del Dolor: Dipirona y/o tramadol.

- Control de TA. Captopril tab 50 mg v.o. c/8 horas. Algunos autores sugieren disminuir las cifras de TA media, pero no más de un 20% y hasta 130 mmHg. (19,20).

- Ranitidina amp 50 mg iv c/8 horas
- Anticonvulsionantes: epamin 1 gramo en bolo y 300 mg c/día. (HIE del lóbulo temporal las cuales son convulsinógenas).
- Laxantes: Agarol.
- Reposo Absoluto.
- Imageneología.

No se han encontrado efectos benéficos de los corticoides en la HIE, al contrario pueden condicionar la aparición de complicaciones.

Tratamiento quirúrgico

La decisión de utilizar los métodos quirúrgicos debe ir destinada a evacuar la mayor cantidad de sangre lo antes posible y con el menor daño cerebral. Y si existe, tratar lesión subyacente.

La craneotomía ha sido la técnica estándar para la cirugía de las HIE. Su mayor ventaja es ser vía más adecuada para evacuar el coágulo. La completa evacuación del mismo disminuye la PIC y los efectos locales del coágulo de sangre sobre el tejido cerebral circundante. Si bien es claro que diversos meta análisis no han demostrado que en términos generales el método quirúrgico sea superior al médicos en términos generales. (Nivel I). De igual manera se ha demostrado que pacientes con HIE supratentorial no muestran beneficios cuando son sometidos a cirugía temprana y se comparan con los que se inicia tratamiento conservador.

Con respecto al tamaño del hematoma es considerado uno de los parámetros más importantes al momento de decidir la opción terapéutica y el más importante predictor de resultado en esta afección.

Con respecto a la neurocirugía mínimamente invasiva, estéreotáxica y endoscópica la cual genera menos trauma operativo y genera mejores resultados neuroquirúrgicos existen reportes relacionados con la buena recuperación funcional de los pacientes y aumento en la sobrevida de quienes han presentado un HIE supratentorial.

Preferencialmente no quirúrgicos:

- Pacientes con HC de volumen < 10 ml o con déficit neurológico mínimo.
- Pacientes con puntuación en la escala de Glasgow de 3 ó 4. En hemorragias de cerebelo con estos valores de la Escala de Glasgow la decisión dependerá del criterio del neurocirujano.

Preferencialmente quirúrgicos:

- Hemorragia de cerebelo mayor a 3 cm, con deterioro neurológico, compresión de tronco o hidrocefalia, cirugía inmediata. (17).

- Pacientes con HIE asociada a lesión estructural (aneurisma, malformación arterio-venosa o angioma cavernoso), que tienen posibilidad de un buen pronóstico funcional, y cuya lesión estructural es accesible a la cirugía.

- Pacientes jóvenes hemorragia lobar de tamaño moderado o grande, sin sospecha de angiopatía amiloide, que están presentando deterioro neurológico.

- La obliteración de la cisterna cuadrigeminal también es según algunos autores un criterio quirúrgico. (18).

- La presencia de hidrocefalia se considera otro criterio de cirugía.

Pronóstico

La presencia de sangrado intraventricular, la cual sucede en 2/3 partes de todas la HIE, pero rara vez es el sitio primario de la hemorragia se ha asociado como factor de mal pronóstico.

Bibliografía

1. Godoy-Torres DA, Piñeiro G. Respuesta inflamatoria en la hemorragia intracerebral espontanea. Rev Neurol 2005; 40 (8): 492-497.
2. Foulkes MA, Wolf PA, Price TR, Mohr JP, Hier DB. The stroke data bank: design, methods and baseline characteristics. Stroke 1988;19:547-54.
3. Rodríguez LA, Mustelie- Fernández C, 1 Molero Segrera M y Molero Segrera M. 2. Rev Cubana Med 2002; 41(1): 7-11.
4. Saúl Wajskopf S, Hernández P, Wilson E. Pautas de indicación quirúrgica en los hematomas de ganglios basales. Revisión y puesta al día Rev Med Uruguay 2001; 17: 140-146.
5. Hankey GJ, Hon C. Surgery for primary intracerebral hemorrhage: Is it safe and effective? A systematic review of case series and randomized trials. Stroke 1997; 28: 2126-32.
6. Prasad K, Shrivastava A. Surgery for primary supratentorial intracerebral hemorrhage (Cochrane review). En: Cochrane library, issue 2, 2000. Oxford: Update software.
7. Prasad K, Browman G, Srivastava A, Menon G. Surgery in primary supratentorial intracerebral hematoma: a meta-analysis of randomized trials. Acta Neurol Scand 1997;95:103-10.
8. Brott T, Broderick T, Kothari R, Barsan W, Tomsick T, Sauerbeck L, et al. Early hemorrhage growth in patients with intracerebral hemorrhage. Stroke 1997; 28: 1-5.
9. Carvi y Nievas MN, Haas E, Hollerhage HG, Scheneider H, Pollath A, Archavlis E. Combined Minimal Invasive Techniques in deep supratentorial intracerebral haematomas. Minim Invas Neurosurg 2004; 47: 1-5.
10. Poungvarin N, Bhoopat W, Viriyavejakul A, Rodprasert P, Buranasiri P, Sukondhabhant S et al. Effects of dexamethasone in primary supratentorial intracerebral hemorrhage. N Engl J Med 1987 May 14; 316 (20): 1229-33.
11. Buitrago T. Espinosa HG. Valomen de los hematomas intraparenquimatosos cerebrales: Factor pronóstico de la Evolución. Neurociencias en Colombia 1997; 5 (1) 41-49.
12. Diringer MN. Intracerebral Hemorrhage: Pathophysiology and management. Critical Care Medicine. 1993; 21 (10): 1592-1602.
13. Feldmann E. Intracerebral Hemorrhage. Stroke. 1991; 22: 684-691.
14. Drury I, Whisnant JP, Garaway M. Primary Intracerebral Hemorrage: impact of CT on incidence. Neurol. 1984; 34: 653-657.
15. Caplan LR. Intracerebral Hemorrage Revisited. Neurol. 1988; 38: 624-627.
16. Vinters HV. Cerebral Amyloid angiopathy: A critical Review. Stroke. 1987; 18: 311-324.
17. Langmayr JJ, Buchberger W, Reindl H. Cerebellar haemorrhage and cerebellar infarct: retrospective study of 125 cases. Wien Med Wochenschr 1993; 143 (6): 131-3.
18. Kase C. Cerebellar hemorrhage. En: Kase C y Kaplan L.R. Intracerebral haemorrhage. 1ª edición. Newton: Butterworth-Heinemann, 1994. 425-45.
19. Broderick JP, Adams Jr HP, Barsan W, Feinberg W, Feldmann E, Grotta J, et al Guidelines for the management of spontaneous intracerebral hemorrhage. A statement for healthcare professionals from a special writing group of the stroke council, American heart association. Stroke 1999; 30: 905-15.
20. Morgenstern LB, Ycnas H. Lowering blood pressure in acute intracerebral hemorrhage safe, but will it help? Neurology 2001; 57: 5-6.
21. Dennis M. Outcome after brain haemorrhage. Cerebrovas Dis 2003; 16 (suppl 1): 9-13.
22. Mendelov AD, Gregson BA, Fernandes HM, Murray GD, Terence-Hope D, Karimi A, Shaw MD, Barer DH. Early surgery versus initial conservative treatment in patients with spontaneous supratentorial intra- cerebral haematomas in the international surgical trial in intracerebral haemorrhage (STICH); a randomised trial. Lancet 2005; 365: 387-397.
23. Slowik A, Turaj W, Dziedzic T y cols. DD genotype of ACE gene is a risk factor for intracerebral hemorrhage. Neurology 2004; 63: 359-361.

7

Hemorragia subaracnoidea

Dr. Luis Rafael Moscote-Salazar

Introducción

Desde los inicios hemos tenido referencia del persistente avance del abordaje de diferentes entes patológicos propios del ser humano. Se ha probado ampliamente, como lo demuestran cráneos con signos de crecimiento óseo en áreas de abordajes, que el hombre del neolítico practicó trepanaciones en pacientes vivos con diversos fines.

El siglo XXI no es la excepción, caracterizado por la ferviente búsqueda de respuestas a miles de interrogantes por parte del individuo, siempre queriendo ir más allá de lo que esta ante sus ojos, quizás en siglos anteriores el sujeto estaba más atado a los dogmas que se le imponían, hoy contamos con la ventaja de poder estar al tanto de un cumulo mayor de conocimiento, esto nos sitúa con una cierta ventaja y aparente autonomía.

Por esto el médico de este tiempo debe estar en mayor interacción con cada una de las diferentes entidades patológicas y la bases fisiopatologías para poder posteriormente tratarla de la mejor manera.

En la práctica clínica no estamos exentos de nada y el conocimiento mas una buena praxis será el pilar del éxito de la tarea diaria del galeno, la **Hemorragia Subaracnoidea (HSA)** es una de las mayores calamidades intracraneanas que puede sufrir un individuo y a la que se debe enfrentar el médico, está definida como la ocupación o incursión de sangre en el espacio subaracnoideo, donde normalmente circula líquido cefalorraquídeo (LCR), o cuando una hemorragia intracraneal se extiende hasta dicho espacio.

Por lo mencionado anteriormente cobra importancia el acrecentar los conocimientos en lo que respecta a esta entidad y esta revisión brinda los conocimientos necesarios para que el médico general tenga la pericia de enfrentarse a esta.

Se encuentra dentro de las patologías que ineludiblemente debe manejar cualquier médico, afecta de 6 a 10 personas cada 100.000 por año, si bien esta cifra varía (dependiendo de los estudios realizados), en Finlandia, se han publicado incidencias que llegan a cifras de 20/100.000 hab. /año.

La edad de presentación más frecuente es alrededor de los 55 años, aumentando la incidencia al aumentar la edad. Además, es más frecuente en mujeres.

Según estudios retrospectivos, entre todos los pacientes que concurren al servicio de emergencias con cefalea, la hemorragia subaracnoidea es la causante en el 1% de los casos. Si se consideran solo los pacientes con la peor cefalea de sus vidas y un examen físico normal, este porcentaje asciende al 12%.

Esta razón vuelve a incrementarse si se tienen en cuenta os pacientes con un examen físico anormal, llegando al 25%. Es una patología grave, con una mortalidad aproximada del 20 al 40% de los pacientes internados, más un 8 a 15% de mortalidad en los primeros minutos u horas, en la etapa prehospitalaria.

Etiología

Esta entidad patológica puede ser precedida o proceso subsecuente de un trauma o ser de manera espontanea, cuando es ocasionada por una lesión claramente definida (aneurisma cerebral, malformación arteriovenosa, angioma cavernoso, trauma o tumor).

Las causas de HSA son: ruptura de aneurisma sacular (70%-80%), ruptura de malformación arteriovenosa (8%-10%), etiología no aclarada (10%) y otras raras (hipertensión arterial, arteritis, tumores).

Los aneurismas cerebrales saculares son dilataciones de la pared arterial que se localizan en las bifurcaciones de las arterias subaracnoideas basales del cerebro, o cerca del círculo de Willis. Ellos se originan en sitios donde existe un defecto congénito de la capa media y de la membrana elástica interna.

Varios factores de riesgo modificables para HSA por ruptura de aneurisma cerebral han sido identificados.

Tabla 1. Factores de riesgo modificables para HSA. (+): riesgo aumentado; (-): no factor de riesgo; (?): riesgo no claro.

Tabaquismo	+++
Alcoholismo	+++
Hipertensión	+++
Cocaína	+
Anticonceptivos	?
Diabetes	-
Hipercolesterolemia	-

Posterior a la ruptura del aneurisma, la incidencia de resangrado es del 20% las dos primeras semanas, 30% al mes y 40% a los 6 meses. Los pacientes que sobreviven 6 meses aún tienen una incidencia de resangrado del 2% anual. El 50% de los pacientes que sangran, mueren o quedan incapacitados en forma permanente como resultado de la hemorragia inicial, y otro 25 a 35% mueren debido a una futura hemorragia.

Contexto clínico

La aparición de signos y síntomas de esta entidad van a ser de instauración súbita; en un individuo que por lo general no presentaba alteraciones neurológicas previas.

El inicio frecuentemente esta precedido por una actividad física intensa, si bien se observó que en una serie de 500 pacientes con hemorragia subaracnoidea, en un 34% de los casos se desarrolló durante actividades no estresantes, y un 12% se produjo durante el sueño.

Tabla 2. Signos y síntomas más frecuentes.

Manifestación	Porcentaje (%)
Cefalea	74-80
Náuseas y vómitos	70-80
Alteraciones de la conciencia	60-70
Pérdida transitoria de la conciencia	50
Rigidez de nuca	40-50

La **cefalea**, que es el síntoma más usual, se representa como de inicio brusco, intenso e inusual.

Habitualmente se acompaña de **náuseas** y **vómitos**. Pero no siempre es característica, dado que puede tener cualquier localización, puede ser localizada o generalizada, puede ser leve y resolver espontáneamente, o puede aliviarse con analgésicos no narcóticos.

Frente a la primera o peor cefalea, así como a una cefalea inusual en un paciente con un patrón establecido de dolor, debe sospecharse hemorragia subaracnoidea hasta que se demuestre lo contrario.

Los pacientes también pueden referir **vértigo**, **paresia** o **parálisis**, **parestesias**, **diplopía**, defectos en el **campo visual**, **convulsiones** y otros síntomas de **foco neurológico**.

Lo más importante con respecto a la clínica es la descripción que nos da el paciente del cuadro "cefalea nunca antes experimentada" y el previo análisis teniendo en cuenta nuestro criterio.

Alrededor de la mitad de los casos existe una pérdida transitoria de la conciencia al inicio del cuadro. Alrededor de la mitad de los pacientes presenta alguna alteración del sensorio, que puede variar desde la **obnubilación** hasta el **coma**. Pueden presentarse asimismo con rigidez de nuca, **hipertensión** o **hipotensión arterial**, **taquicardia**, **fiebre**, parálisis de los **pares craneanos**, **nistagmo**, **hemorragia subhialoidea** evidenciable en el **fondo de ojo** así como **edema de papila**.

Aproximadamente el 50% de los pacientes que desarrollan una hemorragia subaracnoidea presentan síntomas premonitorios días, semanas o meses antes del sangrado mayor.

Dichos síntomas pueden ser de dos tipos:

a) secundarios a una pérdida menor de sangre del aneurisma. Se exhibe como cefalea brusca e intensa, a veces acompañada por vómitos y náuseas, en un paciente lúcido, sin signos de foco neurológico ni meníngeo y con **tomografía computada** (TC) de **cerebro** normal.

Solo se diagnostica si existe la correcta sospecha diagnóstica y se realiza una **punción lumbar**.

b) secundarios a la expansión del aneurisma. Se relacionan a cefalea localizada o parálisis de los pares craneanos. La importancia de detectar estos síntomas radica en la posibilidad de tratar a pacientes en buen grado neurológico.

Para la clasificación del cuadro clínico al ingreso se han definido la escala de Hunt y Hess y la escala de la Federación Mundial de Neurocirujanos.

Tabla 3. Escala de Hunt y Hess.

GRADO I	Ausencia de síntomas, cefalea leve o rigidez de nuca eve
GRADO II	Cefalea moderada a severa, rigidez de nuca, paresia de pares craneanos
GRADO III	Obnubilación, confusión, leve déficit motor
GRADO IV	Estupor, hemiparesia moderada a severa, rigidez de descerebración temprana o trastornos neurovegetativos
GRADO V	Coma, rigidez de descerebración

Tabla 4. Escala de la Federación Mundial de Neurocirujanos.

GRADO I	Glasgow 15/15	Sin déficit motor
GRADO II	Glasgow 13-14/15	Sin déficit motor
GRADO III	Glasgow 13-14/15	Con déficit motor
GRADO IV	Glasgow 7-12/15	Con o sin déficit motor
GRADO V	Glasgow 3-6/15	Con o sin déficit motor

Diagnóstico

Con el paso de los años la labor médica ha venido sufriendo innumerables transformaciones, el perfeccionamiento en cuanto al abordaje diagnóstico ha sido uno de los planos más beneficiados, al igual que nuestros antecesores la clínica es "cardinal" como preceptor al médico para sospechar esta entidad y posteriormente poder diagnosticarla.

Tendremos entonces que el diagnóstico de esta entidad va a estar asentado primordialmente en la clínica y exámenes complementarios, la clínica ya descrita anteriormente.

En cuanto a los exámenes complementarios la Tomografía Axial Computarizada (TAC) coexiste como estudio de elección en los pacientes con HAS, por varios motivos dentro de los que encontramos el valioso índice de diagnósticos positivos, que se reduce de forma gradual con el intervalo de los idas, establece el sitio de sangrado, es viable concluir la probable etiología con solo la visualización de los cortes tomográficos, consiente el diagnóstico de complicaciones agudas, algunas de ellas con implicación quirúrgica de urgencia como: La hidrocefalia y los hematomas ce crecimiento gradual o con repercusión negativa en la homeostasis intracraneal, No invasivo y además es capaz de predecir la aparición de complicaciones, dentro de la cual están incluidas el vasoespasmo cerebral y la hidrocefalia.

El otro procedimiento para el diagnóstico de urgencia de la HAS lo constituye la punción lumbar; examen con elevado índice de aciertos pero con la probabilidad real de complicaciones graves como: El resangramiento de la malformación vascular por alteración de la presión transmural, la herniación cerebral cuando existen signos de hipertensión endocraneana, los cuales son poco o nada detectables en los periodos iníciales de su establecimiento.

No solo la TAC y la evaluación de liquido cefalorraquídeo componen la evaluación diagnostica de un paciente con esta entidad, ya que además de estos exámenes el arsenal del médico se puede nutrir de los siguientes exámenes complementarios que ayudarían a la valoración integral de nuestro paciente (Rayos X de tórax, Electrocardiograma, Estudios de la coagulación y hematocrito, Ionograma basal, Doppler transcraneal, Flujo sanguíneo cerebral, Monitoreo de la presión intracraneal (PIC), Estudio angiográfico del árbol vascular cerebral.

Tratamiento

En el manejo de una HSA vamos a tener un objetivo central evitar la lesión isquémica al tejido cerebral, custodiando el constante flujo sanguíneo cerebral y el mantenimiento de la presión de perfusión cerebral > de 70 mmHg.

Es fundamental a la valoración inicial definir el estado de conciencia ya que si se trata de un paciente cuya escala de Glasgow es menor de 8 tenemos que priorizar vía aérea.

La reanimación con líquidos del paciente con HSA debe ser agresiva con miras a recuperar el volumen intravascular si se encuentra disminuido, para esto el liquido que emplearíamos sería la solución salina normal al 0.9%, al notar que la taquicardia mejora seria un indicador de que hay una adecuada reanimación.

Dentro de este cuadro se pueden presentar principalmente las siguientes complicaciones:

Resangrado, vasoespasmo, Hidrocefalia e Hipertensión endocraneana.

Manejo oportuno de cada una de ellas marcara la diferencia en cuanto a la sobrevida de nuestro paciente y la rebaja de la comorbilidades asociadas.

Manejo de las complicaciones

El resangrado es una complicación abismal, siendo el primordio de un mal pronóstico, porque esta complicación constituye una de las principales causas de morbimortalidad en las 2 semanas siguientes al inicio del episodio, además la mortalidad entre los pacientes que resangran se duplica que en aquellos pacientes que no la presentan.

Tenemos que el periodo donde habrá mayor riesgo de resangrado es en las primeras 24 horas posteriores al episodio, la prevención del resangrado es, por lo tanto, uno de los principales objetivos del tratamiento médico.

La cirugía precoz o la realización temprana de un procedimiento endovascular nos disminuirá preponderadamente la aparición de esta complicación.

La detección precoz del *Vasoespasmo* y su correcto manejo son fundamentales para la prevención de lesiones isquémicas tardías, de modo que debe instaurarse una vigilancia clínica estrecha.

El tratamiento médico del vasoespasmo consiste en mantener los bloqueantes cálcicos y comenzar con el tratamiento de la triple H (Hemodilución Hipervolémica Hipertensiva) en los casos de aneurismas excluidos de la circulación. Este tratamiento a su vez consiste en la administración de un amplio plan de hidratación con cristaloides (aproximadamente 3 a 4 litros por día) y coloides (alrededor de 1 a 1,5 litro por día), llevar el hematocrito a valores de 30 a 38% e inducir hipertensión arterial con aminas vasopresoras como la dopamina, si con la expansión no alcanzare para mantener un tensión arterial media de 140 mmHg o una PPC de 120 a 130 mmHg.

Hipertensión, hipervolemia y hemodilución (triple H) Hay varios estudios no controlados que describen la mejoría y la resolución de déficit neurológicos asociados al vasoespasmo tras producir un aumento inducido de la PA, expandir el volumen y/o hemodiluir. Cuando estos resultados se comparan con controles históricos, se observa una mejora en los resultados finales atribuida a estas medidas terapéuticas.

La eficacia de la terapia triple H no se ha demostrado en estudios controlados y los estudios realizados en cuanto al flujo cerebral tras el inicio de la terapia son contradictorios. Tampoco hay estudios que determinen cuál de las tres medidas es más eficaz. Con esta terapia la mortalidad y la progresión a infarto cerebral son del 15% en las series que consiguen mejores resultados.

Las principales complicaciones del tratamiento de la triple H son el edema agudo de pulmón, el resangrado de un aneurisma no excluido y la transformación hemorrágica y edema de lesiones isquémicas previas. En el caso de vasoespasmo que se presenta en pacientes con aneurismas no excluidos se realiza una hemodilución hipervolémica normotensiva, aunque su utilidad no ha sido totalmente demostrada.

Si el paciente no mejora con un tratamiento médico máximo administrado durante una a dos horas, tiene el aneurisma excluido de la circulación y no se observan infartos cerebrales en la TC en el área correspondiente a la sintomatología, podría intentarse una angioplastia con balón o bien una angioplastia química con el uso de papaverina intraarterial. Ambas técnicas resultan más útiles y son más aplicables en aquellos casos que presentan vasoespasmo territorial localizado que en los pacientes con vasoespasmo severo difuso.

El tratamiento de la hidrocefalia aguda consiste en la colocación de una ventriculostomía recordando que no es conveniente efectuar un drenaje demasiado rápido en presencia de un aneurisma no excluido de la circulación debido al riesgo de precipitar un nuevo sangrado.

Se considerará también la colocación de ventriculostomía y la posibilidad de drenar LCR para el manejo de la *Hipertensión endocranean*.

Además deberán indicarse medidas generales de tratamiento médico, como ser colocar la cabecera de la cama en un ángulo de 30° con el cuello en posición neutra, si hay hipoxemia, hipercapnia, hipotensión arterial, hipertermia, hiponatremia, acidosis se las corregirán con prontitud. Si con estas medidas no puede controlarse la presión intracraneana, se intubará al paciente y se lo colocará en asistencia respiratoria mecánica (ARM). También es útil para el control de la presión intracraneana la administración de bolos de manitol en dosis de 0,25 a 1 g/kg, reponiendo toda la diuresis con solución fisiológica o bolos de Cl-Na+ al 3%. Otro recurso es la hiperventilación teniendo en cuenta que puede precipitar isquemia cerebral.

Pronóstico

Este va a estar asido de multitud de factores desde co-morbilidades del paciente, el tiempo en que se instauren medidas terapéuticas, la mortalidad de los pacientes con hemorragia subaracnoidea que llegan a internarse es de 20-40% a los 6 meses y un porcentaje del 15-25% queda con secuelas neuropsicológicas.

El grado neurológico al ingreso es un factor importante en cuanto a la determinación del pronóstico.

Tabla 5. Pronóstico a los 6 meses.

Hunt y Hess I y II	75-90% de buena recuperación 5-15% de mortalidad y estado vegetativo
Hunt y Hess III	55-75% de buena recuperación 15-30% de mortalidad y estado vegetativo
Hunt y Hess IV	30-50% de buena recuperación 35-45% de mortalidad y estado vegetativo
Hunt y Hess V	5-15% de buena recuperación 75-90% de mortalidad y estado vegetativo

Otro factor que influye fuertemente en el pronóstico es la edad. En una serie grande de casos se observó que en los pacientes mayores de 70 años la mortalidad era 3 veces superior que en los pacientes de entre 30 y 39 años. La localización del aneurisma responsable de la hemorragia subaracnoidea no tiene influencia en la evolución cognitiva. La medición de la isoenzima BB de creatinfosfokinasa (CK) en LCR puede ayudar a predecir la evolución neurológica. En un estudio las altas concentraciones de CK-BB se asociaron a altos grados según la escala de Hunt-Hess, baja puntuación en la escala de coma de Glasgow o **GCS** (por sus siglas en inglés Glasgow Coma Scale) y peor evolución. Todos los pacientes con una evolución temprana favorable tenían una concentración de CK-BB menor a 40 U/l.

Bibliografía

1. Fischer T, Johnsen SP, Pedersen L, Gaist D, Sorensen HT, Rothman KJ: Seasonal variation in hospitalization and case fatality of subarachnoid hemorrhage - a nationwide Danish study on 9,367 patients. Neuroepidemiology 24: 32-37.
2. Ausman JI: The New England Journal of Medicine report on Unruptured Intracranial Aneurysms: A critique. Surg Neurol 1999; 51: 227-229.
3. Gianotta SL, Kindt GW: Total morbidity and mortality rates of patients with surgically treated intracranial aneurysms. Neurosurgery 1979; 4: 125-128.
4. Drake CG: Report of World Federation of Neurosurgical Surgeons Committee on a universal SAH grading scale. J Neurosurg 1988; 68: 985-986.
5. Arakawa Y, Kikuta K, Hojo M, Goto Y, Yamagata S, Nozaki K, Hashimoto N: Milrinone reduces cerebral vasospasm after subarachnoid hemorrhage of WFNS grade IV or V. Neurol Med Chir (Tokyo) 44: 393-400 discussion 401.
6. Wong GK, Boet R, Poon WS, Yu S, Lam JM: A review of isolated third nerve palsy without subarachnoid hemorrhage using computed tomographic angiography as the first line of investigation. Clin Neurol Neurosurg 107: 27-31, 2004.
7. S1.Schievink WI. Intracraneal aneurysms. **N Engl J Med 1997; 336: 28-40.**
8. Edlow JA, Caplan LR. Avoiding pitfalls in the diagnosis of subarachnoid hemorrhage. **N Engl J Med 2000; 342: 29-36.**
9. Johnston SC, Wilson CB, Halbach VV, Higashida RT, Dowc CF, McDermott MW, Applebury CB. Farley TL, Gress DR. Endovascular and surgical treatment of unruptured cerebral aneurysms comparison of risks. Ann Neurol 2000; 48: 11-19
10. Findlay JM and a Canadian Neurosurgical Society practice guidelines review group: Current management of aneurysmalsubarachnoid hemorrhage guidelines from the Canadian Neurosurgical Society. Can J Neurol Sci 1997; 24: 161-170.
11. Singer RJ, Ogilvy CS, Rordorf G. Treatment of subarachnoid hemorrhage. Up to date. 9.1.
12. Singer RJ, Ogilvy CS, Rordorf G. Etiology, clinical manifestations, and diagnosis of subarachnoid hemorrhage. Up to date. 9.1.
13. Shoemaker WC, Ayres S, Grenvik A, Holbrook PR. Trataco de medicina crítica y terapia intensiva 3ª ed. 1996.
14. Raaymakers TW, Rinkel GJ, Limburg M, et al. Mortality and morbidityof surgery for unruptured intracranial aneurysms: a meta-analysis. Stroke 1998; 29: 1531-1538.
15. Bederson JB, Awad IA, Wiebers DO, Piepgras D, Clarhe-Haley E, Brott T, et al. Recommendations for the management of patients with unruptured intracranial aneurisms. Stroke 2000; 31: 2742-2750.
16. Brennan JW, Schwartz ML. Unruptured intracranial aneurysms: Appraisal of the literature and suggested recommendations for surgery, using evidencebased medicine. Neurosurgery 2000 47: 1359-1372.
17. Juvela S. Treatment options of unruptured intracranial aneurysms. Stroke 2004; 35: 372-374. [2 5 8]

8 Infarto cerebral

Dr. Luis Rafael Moscote
Dr. Gabriel Alcalá-Cerra

La enfermedad vascular cerebral (EVC) isquémica constituye la segunda causa más frecuente de muerte a nivel mundial precedida solo por las diferentes formas de enfermedad cardíaca isquémica. Con las actuales medidas de prevención implementadas en países desarrollados, su frecuencia como enfermedad fatal ha decrecido, de tal modo que se ubica como la tercera causa de muerte, al ser superada, además, por las neoplasias malignas. La mortalidad se encuentra relacionada directamente con el sitio de la lesión isquémica, así como por su extensión. En pacientes con infartos lacunares se encuentra alrededor de 2.5% (1, 2), mientras que en los pacientes con grandes infartos de arterias de mediano calibre y efecto de masa alcanza hasta el 80% aún con las estrategias farmacológicas y técnicas de neuro-monitoreo más recientes.

Su incidencia es variable, en relación a múltiples factores de riesgo a los que se encuentre expuesta la población. Diferentes estudios latinoamericanos; incluidos varios realizados en Colombia, indican una incidencia entre 0,89-1,83/1.000 habitantes cada año.

Asimismo, la EVC isquémica constituye la sexta causa más frecuente de pérdida de años de vida saludable a nivel mundial; lo cual es causado por una alta incidencia de secuelas neurológicas en los pacientes que logran sobrevivir al primer evento.

Las lesiones isquémicas cerebrales conllevan un desbalance severo de las demandas de oxígeno y nutrientes. Esto ocasiona una disminución de la actividad de la Na/K ATPasa de la membrana neuronal, por lo cual el gradiente de concentración del sodio se invierte y por ósmosis, el contenido neuronal de agua aumenta. La magnitud del edema se encuentra en directa relación con la extensión del parénquima isquémico, es por ello que las lesiones del territorio vascular de la arteria cerebral media son las que comúnmente se asocian con edema masivo y que pone en riesgo la vida.

Los infartos cerebrales masivos que producen efectos de masa intra-cerebral, aumento de la presión intra-craneana, desviación de las estructuras de la línea media o herniación cerebral son también conocidos como infartos "malignos" (10); dada su elevada mortalidad, así como el pésimo pronóstico neurológico en aquellos pacientes que logran sobrevivir. Esta variedad corresponde entre el 5 y 10% de las series de pacientes con EVC isquémica. Su etiología más frecuente corresponde a la oclusión embólica de la arteria carótida interna distal o el segmento M1 de la arteria cerebral media (ACM); los cuales muy rara vez se re-canalizan, aun tras la administración de trombolíticos (11).

En cuanto a la clasificación los eventos vasculares isquémicos son: a) Globales b) Focales. Entre los eventos focales se encuentre el AIT (ataque isquémico transitorio y el Infarto Cerebral, este último se subdivide en aterotrombótico, cardioembólico, lacunar, de causa inhabitual y de causa indeterminada. En cuanto al perfil temporal el infarto cerebral es de tres tipos: Infarto cerebral progresivo en el cual el déficit neurológico inicial empeora con nuevos signos y síntomas. Infarto cerebral con tendencia a la mejoría donde clínicamente se evidencia la remisión de los síntomas y el infarto estable donde los síntomas se mantienen sin cambios por 24 horas por los menos en los de tipo carotideos y 72 horas en los vertebrobasilares.

Contexto clínico

Los determinantes del comportamiento clínico de una lesión cerebral isquémica son esencialmente su extensión y localización. La conformación anatómica más frecuente de la ACM y sus divisiones establecen la presencia de tres sub-territorios principales; que son el profundo, el anterior superficial (superior) y el posterior (inferior). Usualmente el compromiso de al menos dos sub-territorios se encuentra en relación con los infartos malignos (16). Las manifestaciones clínicas e imagenológicas del compromiso de estos sub-territorios deben alertar al neurocirujano para ahondar en la selección de los pacientes que podrían beneficiarse de descompresión quirúrgica temprana.

Infarto maligno arteria cerebral media

A pesar de ser ampliamente reconocido como un cuadro clínico especial, no existe consenso en cuanto a la definición de esta entidad. El curso clínico de una EVC isquémica que compromete el territorio de la arteria cerebral media, asociado a deterioro del estado de conciencia o evidencia radiológica de ocupación de espacio por el tejido isquémico son los componentes sobresalientes de este cuadro.

Tabla 1. Estratificación temprana clínica y radiológica para el posible desarrollo de edema cerebral masivo isquémico.

Categoría de riesgo	Definición
Mínimo.	NIHSS < 15 (isquemias derechas) o < 20 (isquemias izquierdas) dentro de las primeras 6 horas luego del inicio de los síntomas.
Bajo.	NIHSS ≥ 15 (derecho) o ≥ 20 (izquierdo) dentro de las primeras 6 horas luego del inicio de los síntomas, pero está alerta, sin cefalea, náuseas ni vómitos dentro de las primeras 24 horas luego del inicio de los síntomas.
Medio.	NIHSS ≥ 15 (derecho) o ≥ 20 (izquierdo) dentro de las primeras 6 horas luego del inicio de los síntomas, pero está somnoliento, con cefalea, náuseas o vómitos dentro de las primeras 24 horas luego del inicio de los síntomas.

Alto.	Características de riesgo medio e hipodensidad en la TAC mayor del 50% en el territorio de la ACM con o sin otro territorio vascular (arteria cerebral anterior o posterior) hipodenso.
Muy alto.	Características de riesgo alto y ausencia de actividad en el territorio de la ACM en la PET o un flujo sanguíneo cerebral < 15 cm^3/100g/min dentro de las primeras 6 horas del inicio de los síntomas.

Diagnóstico

Ante la sospecha de un infarto cerebral, la valoración inicial en la fase aguda.

Tratamiento

Protocolo para Trombolisis con r-TPA.

Indicaciones

- Diagnóstico clínico claro
- Administrarse en las 3 primeras horas de iniciados los síntomas (Ventana Terapéutica).
- TAC sin signos de Hemorragia ni edema significativo. (Normal)
- Edad mayor de 18 años
- Puntaje menor a 22 en la escala de infarto cerebral del NIHSS
- Autorización explícita del paciente o familiares
- Disponibilidad unidad de cuidado intensivo (UCI). Contraindicaciones
- Tensión arterial diastólica (TAD) > 110 mm Hg o tensión arterial sistólica (TAS) > 185 mm Hg.
- Recuento de plaquetas menor a 100.000/mm^3.
- Hematocrito < 25%.
- Glucosa menor de 50 mg/dl o mayor a 400 mg/dl.
- Uso de anticoagulantes o prolongación del PT.
- Uso de Heparina en las últimas 48 horas o prolongación del TPT.
- ECV o TCE severo en los 3 meses previos.
- Historia de hemorragia intracraneana o signos clínicos concurrentes sugestivos de hemorragia subaracnoidea (HSA).
- Crisis convulsivas al inicio o después del evento.
- Cirugía mayor en los 14 días previos.
- Punción Lumbar en la semana previa.
- Mujeres gestantes o lactantes.
- Sangrado urinario o gastrointestinal en los 21 días previos.

- Infarto Agudo de Miocardio reciente o síntomas concurrentes sugestivos de Infarto de Miocardio.
- Síntomas que mejoren rápidamente o NIHSS menor a 4.

Manejo y precauciones durante y después de la trombolisis

- Acceso IV con dos venas periféricas.
- Dosis: 0.9 mg/Kg; máximo 90 mg, 10% en bolo inicial, 90% en infusión para 60 minutos.
- Control de Tensión Arterial continuo.
- Evitar catéteres centrales y sonda nasogástrica en las primeras 24 horas.
- No usar antiagregantes plaquetarios ni anticoagulantes en las primeras 24 horas.
- Evitar sonda vesical en las primeras 2 horas.
- Controlar sangrado venoso o arterial con medidas compresivas si es posible.
- Si se presenta deterioro neurológico ver ANEXO 2.

Adaptado de: Referencia No. 1

ANEXO 2

Manejo de las Complicaciones Agudas

1. Edema Cerebral
   - Evitar uso de soluciones endovenosas hiposmolares.
   - Elevación de la cabecera a 30 grados.
   - Corregir la hipoxia, hipercapnia y fiebre.
   - Hiperventilación.
   - Coma barbitúrico.
   - Monitoreo invasivo.
   - Ventriculostomía si hay hidrocefalia.
   - Lobectomía o hemicranectomía.
2. Crisis Epilépticas
   - Fenitoina y Carbamazepina.
   - Manejo del estado epiléptico.
3. Transformación Hemorrágica
   - Solicitar de inmediato cuadro hemático, PT, TPT.
   - Reservar/solicitar productos sanguíneos (4 Unidades GRE*, 4 a 6 unidades de crioprecipitados y 1 de plaquetas).
   - Suspender infusión de r-TPA.
   - Solicitar TAC Cerebral de urgencia y valoración por Neurocirugía.
   - El drenaje de hematomas debe ser realizado después de corregir el estado fibrinolítico.

*GRE: glóbulos rojos empaquetados.

Adaptado de: Referencia no. 1

Pronóstico

Escala de Rankin (Modificada).

0.	**Sin síntomas.**	
1.	**Sin incapacidad importante**	Capaz de realizar sus actividades y obligaciones habituales.
2.	**Incapacidad leve**	Incapaz de realizar algunas de sus actividades previas, pero capaz de velar por sus intereses y asuntos sin ayuda.
3.	**Incapacidad moderada**	Síntomas que restringen significativamente su estilo de vida o impiden su subsistencia totalmente autónoma (p. ej. necesitando alguna ayuda).
4.	**Incapacidad moderadamente severa**	Síntomas que impiden claramente su subsistencia independiente aunque sin necesidad de atención continua (p. ej. incapaz para atender sus necesidades personales sin asistencia).
5.	**Incapacidad severa**	Totalmente dependiente, necesitando asistencia constante día y noche.
6.	**Muerte**	

Infarto de fosa posterior (cerebelo)

Las enfermedades cerebrovasculares son una de las principales causas de muerte en el mundo entero. El Informe Sobre la Salud en el Mundo, publicado por la Organización Mundial de la Salud el año 2003, ubica a la enfermedad cerebrovascular en cuarto lugar entre los responsables de la carga global de enfermedad, para los mayores de 15 años, alcanzando el segundo lugar en la población mayor de 60 años. Entre las múltiples presentaciones de la enfermedad cerebrovascular isquémica se encuentra el infarto de cerebelo.

El deterioro neurológico del paciente con infarto cerebeloso se atribuye al edema. El manejo médico incluye esteroides, manitol, barbitúricos e hiperventilación. (1,2,3) Cuando las medidas médicas antiedema no resultan o existen signos de compresión grave de tallo encefálico, la craniectomía descompresiva suboccipital puede ser una alternativa efectiva para el manejo del paciente. En este trabajo proponemos un algoritmo de tratamiento para el manejo del infarto de fosa posterior.

El infarto de cerebelo se considera una emergencia neuroquirúrgica. Representa alrededor del 2 al 4% de todos los infartos encefálicos. El infarto de cerebelo puede desarrollar efecto de masa entre el 10 al 25% de todos los casos, conduciendo a la compresión de las estructuras de la fosa posterior colapsándose el cuarto ventrículo y generándose hidrocefalia obstructiva. (1,4,5,6) En el periodo agudo el manejo oportuno permite disminuir la extensión de la lesión y prevenir complicaciones. En la actualidad existe tratamiento médico y quirúrgico para el manejo de estos pacientes.

La descompresión quirúrgica efectuada en casos seleccionados de infarto cerebeloso ha demostrado mejoría en los pacientes. La craniectomía descompresiva suboccipital puede considerarse como el procedimiento quirúrgico de elección cuando las medidas de tratamiento médico antiedema no resultan o existe compresión de tallo encefálico. La craniectomía descompresiva suboccipital en unión a la colocación de un drenaje ventricular externo ha demostrado en las series reportadas en la literatura como más efectiva, que solo la colocación del drenaje cuando existe hidrocefalia. (7,8,9,10,11).

La utilización de la descompresión quirúrgica como un recurso para prolongar la supervivencia del paciente no es nuevo, se ha reportado su utilización hace casi 5 décadas. Un estudio prospectivo y multicéntrico hecho con 293 pacientes con infarto cerebeloso mostró que 25% de ellos tuvo compresión del troncoencéfalo, 10% hidrocefalia y 5% una hernia cerebelosa. (12). En cuanta a la imagenología la resonancia magnética cerebral es el estudio ideal por su sensibilidad para el territorio cerebeloso, logrando en algunos casos ayudar a determinar la etiología de la lesión, en casos como la disección de la arteria vertebral.

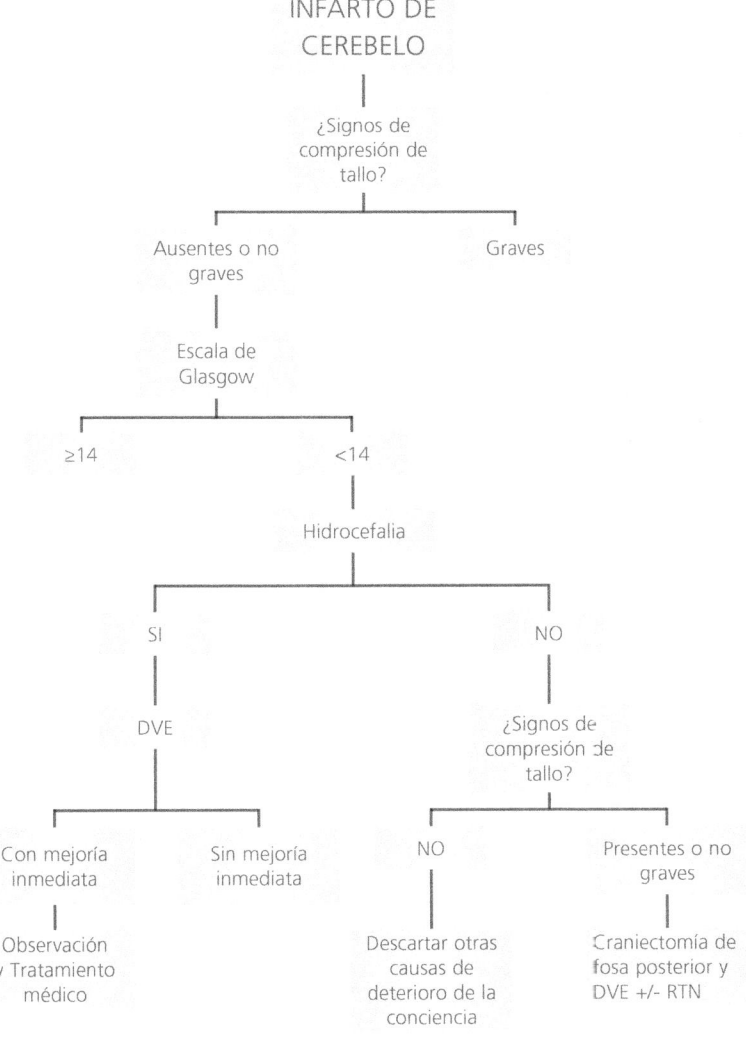

Conclusiones

El infarto de cerebelo es una urgencia neuroquirúrgica, el algoritmo planteado en este artículo pretende contribuir a un mejor manejo de los pacientes portadores de esta patología. La realización de un procedimiento quirúrgico a tiempo puede ser la diferencia entre un paciente potencialmente recuperable y un paciente con severas secuelas neurológico.

Bibliografía-infarto cerebral

1. Centanaro, GA. Manejo Agudo de la Enfermedad Cerebrovascular, Curso de Medicina Interna HMC 2004. Imprenta y Publicación de las Fuerzas Militares. 2004; sección 9; 465-82.

Bibliografía-infarto de cerebelo

1. Chen HJ, Lee TC, Wei CP. Treatment of cerebellar infarction by decompressive suboccipital craniectomy. Journal of the American heart association. Stroke 1992; 23: 957-961.
2. Amarenco P. The spectrum of cerebellar infarctions. Neurology. 1991; 41: 973-979.
3. Lindgren S. Infarctions simulating brain tumors in posterior fossa. J Neurosurg 1956; 13: 575-81.
4. Amarenco P, Hauw J, Henin D, Duyckaerts C, Roultr E. Laplande D, Les infarctus du territorie de l'artere cerebelleuse postero-inferieure. Etude clínico-pathologique de 28 cas. (Paris) Rev Neurol 1989; 145: 277-86.
5. Mohsenipour I, Gabl M, Schutzharrd E, Twerdy K. Suboccipital decompressive surgery in cerebellar infarction. Zentralbl Neurochir. 1999; 60 (2): 68-73.

6. Mills CK. Hemianesthesia to pain and temperature and loss of emotional expression on the right side, with ataxia of the upper limb on the left: the symptoms probably due to a lesion of the thalamus or superior peduncles. J Nerv Ment Dis. 1908; 35: 331-332.
7. Kase CS, Norrving B, Levine SR, Babikian VL, Chodosh EH, Wolf PA, Welch KMA. Cerebellar infarction: clinical and anatomic observations in 66 cases. Stroke 1993; 24: 76-83.
8. Chaves CJ, Pessin MS, Caplan LR, Chung C-S, Amarenco P, Breen J, Fine J, Kase C, Tapia J, Babikian V, Rosengart A, DeWitt LD. Cerebellar hemorrhagic infarction. Neurology. Stroke. 1996; 27: 1679-1681.
9. Mehler MF. The rostral basilar artery syndrome: diagnosis, etiology, prognosis. Neurology 1989; 39: 9-16.
10. R. Prat, F.J. Conde, P. Febles, S. Cortés, A.M. Millán-Corada. space occupying cerebellar infarcts: surgical or conservative treatment? Rev neurol 2004; 38: 133-6.
11. Moscote-Salazar LR. Kafury-Bennedeti K, Sabogal-Barrios. space-occupying cerebellar infarcts: a review. Proceedings of the Third Annual International Neurosurgery Conference. Vol 8 (2) November 2008 http://www.annals-neurosurgery.org/index2.htm
12. Lindgren SO. Infarctions simulating brain tumors in posterior fossa. J Neurosurg 1956; 13: 575-81.

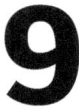

CAPÍTULO

9

Trombosis de senos durales

Dr. Luis Rafael Moscote-Salazar

Dra., Sandra Milena Castellar-Leones

Introducción

La trombosis de los senos durales es un evento vascular raro, que se presenta más frecuentemente en niños y adultos jóvenes, con una incidencia estimada de 7 por 1.000.000 para los niños y para adultos de 3 a 4 por 1.000.000 habitantes. La estimación de trombosis venosa cerebral periparto es de 11.6 por 100000 partos. Aproximadamente el 75% de los pacientes son mujeres, con dominancia 3:1, comparado con hombres, como se observa sigue siendo más prevalente la afectación de vasos venosos en este sexo. En los últimos años el desarrollo de nuevas estrategias imagenológicas ha mejorado notablemente nuestra comprensión de la trombosis de senos venosos durales. El diagnóstico de esta entidad en ocasiones en tardío por la variada sintomatología con la que puede debutar. Estudios internacionales como el ISCVT- Estudio internacional sobre trombosis de senos venosos y durales que recluto 624 pacientes de manera prospectiva multicéntrica han mejorado el conocimiento para el abordaje de la patología.

Patogénesis

Los síntomas y signos causados por la trombosis de los senos cerebrales y la trombosis de los senos durales pueden ser causados por dos mecanismos principalmente.

El primero, consecuencia de la oclusión de las venas cerebrales, puede causar edema e infarto venoso localizado. El examen de patología muestra venas dilatadas y agrandadas, edema y daño neuronal isquémico, con hemorragias petequiales, que pueden unirse y formar hematomas, los cuales tienen una apariencia característica en la TAC. Dos tipos de edema cerebral se pueden presentar citotóxico e intersticial. La resonancia magnética puede hacer una aproximación entre el tipo de edema que ocurrió en el evento de trombosis venosa cerebral. (TVC).

Con relación a la oclusión de los senos durales, lo que predomina es la hipertensión intracraneana. Normalmente el fluido cerebroespinal se drena a seno sagital superior, a través de las vellosidades aracnoideas. La trombosis de estos senos conduce a incremento de la presión venosa, lo cual altera el mecanismo de absorción del LCR, y en consecuencia incrementa la presión intracraneana.

El grupo ISCVT determino la frecuencia del lugar afectado en la TSD y TVC de la siguiente manera: seno transverso 86%, seno sagital superior 62%, seno recto 18%, venas corticales 17%, venas yugulares 12%, vena de galeno y venas cerebrales internas 11%.

Fue más frecuente que se presentara la afección de varios senos, que de uno aislado.

Causas y factores de riesgo

En cerca del 85% de los pacientes con trombosis de los senos cerebrales se encuentran factores de riesgo protrombóticos o causas directas.

En el estudio internacional de la trombosis de los senos durales y de las venas cerebrales (ISCVT), donde se incluyeron 624 adultos de 89 centros de 21 países, se encontró que las trombofilias genéticas o adquiridas, y el uso de los anticonceptivos orales fueron los factores de riesgo más comunes.

Más del 43.6% de los pacientes tenían más de un factor de riesgo conocido.

Las causas principales de trombosis se pueden englobar en tres grupos: el primero agrupa las patologías protrombóticas, que incluye embarazo, utilización de anticonceptivos orales, deficiencia de proteína S, desordenes hematológicas como policitemia, trastornos sistémicos como el lupus eritematoso sistémico, cáncer, quimioterapéuticos; el segundo grupo se relaciona con trastornos del flujo, causados por obstrucción mecánica, ejemplo de ello son los tumores y falla cardiaca; y en el tercer grupo están las causas asociadas a inflamación, infección, fibrosis o daño de las paredes del seno venoso, entre ellas sinusitis, mastoiditis, otitis, sarcoidosis y trauma.

La trombofilia se presentó en el 34.1% de locausados pacientes, con predomino de las causas genéticas. Dentro de las causas adquiridas de trombofilia el síndrome antifosfolípidos fue el más frecuente (5.9%), seguido por la hiperhomocisteinemia.

El 54.3% de los pacientes presentaron el antecedente de uso de anticonceptivos orales (3), lo cual guarda relación con lo encontrado por Bruijn, donde se encuentra que 85% de las mujeres con TVC usaron ACO, de los cuales el 56% eran ACO de tercera generación, que contienen gestodeno o desogestrel en su combinación.

El riesgo de evento trombótico venoso, no solo se presenta en las venas cerebrales, ya ha sido revisado por el comité experto de la Asociación Mundial de la Salud, que el uso de estos anticonceptivos aumenta el riesgo para trombosis venosa profunda de miembros inferiores.

También se ha encontrado la asociación con múltiples condiciones como neoplasias, alteraciones de SNC como fistulas arteriovenosas, fistulas durales, condiciones hematológicas, síndrome nefrótico, vasculitis sistémicas, infecciones del sistema nervioso central (meningitis bacteriana, malaria cerebral, mastoiditis, otitis media, sinusitis, medicamentos (cisplatino, metotrexate, esteroides), trauma craneoencefálico, cirugía neurológica, punción lumbar, embarazo y puerperio, entre otras. En el 12.5% de los casos la causa es desconocida.

La fluctuación en la presión intracraneal durante el parto y el estado de hipercoagulabilidad del embarazo debido al incremento de la adhesión plaquetaria y un incremento en los factores de la coagulación es una posible explicación para el incremento del riesgo de TVC en el periodo del periparto.

En dos reportes de casos, uno del Hospital militar nueva granada de Bogotá, y otro de la University Hospital of North Staffordshire, se observo en ambos que las pacientes presentaron cefalea que persistió más de dos semanas luego de anestesia epidural, con evidencia de accidente dural en uno de los casos, los cuales no respondieron a tratamiento con parches hemáticos, con un diagnóstico de TSD tardío.

El grupo de la Universidad Hospital of North Staffordshire propone que en las unidades obstétricas existan protocolos para el manejo de la cefalea por punción, el cual incluya la tromboprofilaxis para pacientes con poca movilidad, e involucrar en forma temprana a los neurólogos y radiólogos cuando la cefalea persista después del parche hemático dural.

Manifestaciones clínicas

La trombosis de senos venosos durales puede manifestarse por una diversidad de síntomas. La cefalea es el principal síntoma en estos pacientes (90%), que no cede con tratamientos convencionales. El déficit neurológico focal se presenta en la mitad de los pacientes.

El curso de las manifestaciones clínicas se puede resumir así: cefalea como síntoma principal, que a menudo es intensa y progresiva, seguida por las convulsiones (39.3%), paresias (37.2%), papiledema (28.3%), alteración del estado mental (22%), afasia (19.1%), estupor o coma (13.9%), diplopía (13.5%) y déficit visual (13.2%).

La trombosis infecciosa del seno cavernoso se caracteriza por cefalea, fiebre, parálisis de los músculos oculares debido a la afectación del oculomotor, abducens, y el nervio troclear compatible con celulitis orbitaria, que es el cuadro antecedente más común.

Los pacientes que solo tienen aumento de la presión intracraneana aislada, habitualmente solo presentan cefalea intensa y diplopía si la presión intracraneana es muy elevada, por la compresión del sexto par craneal. En el fondo de ojo se observa papilema, con afectación visual transitoria, que puede ser permanente en caso de no tratarse el cuadro desencadenante de forma oportuna.

Se ha observado una correlación entre los síntomas del paciente y el estadio imagenólogico de la TVC (ver tabla 1). Se encontró que en el estadio I, los pacientes presentaban síntomas y signos clínicos leves como cefalea, papiledema y raramente convulsiones, sin alteración del estado mental, y todos con buenos resultados con terapia anticoagulante solamente. Los pacientes del estadio II se presentaron somnolientos y con pobre estado mental. En el estadio III los pacientes se presentaron obnubilados o semicomatosos. En el estadio IV los pacientes presentaron coma. El estadio V lo presentaron pacientes que progresaron del estadio IV, y su desenlace fue fatal. En la correlación se encontró que hubo un aumento de 10 a 15mmHG en la presión de los senos durales por cada progresión en los estadios, lo cual se relaciona con la clínica de estos pacientes (10).

Tabla 1. Manifestaciones Clínicas de la Trombosis de Senos Venosos durales.

SÍNTOMAS COMUNES	SINTOMAS INUSUALES
Focalidad Neurológica	Cefaleas
Hipertensión Intracraneal Aislada	Hemorragia subaracnoidea
Crisis Convulsivas	Síndrome de seno cavernoso
Encefalopatía difusa	Ataque isquémico transitorio
	Parálisis de Pares Craneales
	Síntomas Psiquiátricos

Diagnóstico

La presentación clínica de estos pacientes es altamente variable, se debe considerar el diagnóstico en mujeres jóvenes y de edad media, que se presentan con dolor de cabeza inusual, que suele ser progresivo a través del tiempo, déficit neurológico focalizado sin factores de riesgos vasculares.

El estudio imagenológicos inicial es la Tomografía cerebral simple, el cual descarta patologías más frecuentes, la imagen por resonancia magnética con estudio de flujo venoso es la investigación de primera elección para el diagnóstico pero la angiografía permanece como el estándar de oro.

El angiograma con TAC contratado e imagen por RM realzada con gadolinio o angiograma por RM con venografía tienen una sensibilidad y especificad del 100% en la identificación la trombosis de los senos durales. Las imágenes obtenidas dependen del tiempo de evolución de la trombosis. Así en los primeros 5 días aparece el trombo con una señal fuertemente hipointensa en imágenes T2- ponderado, e isointensa en imagen t1 ponderado. Hasta el día 15 la señal del trombo aparece fuertemente hiperintensa en imágenes T1 y T2 ponderado. Tal vez este es el periodo de mayor importancia pues es donde se hacen la mayoría de los diagnósticos. A partir de la tercera semana la señal del trombo disminuye, y más adelante se puede observar restablecimiento del flujo o un coagulo residual. La combinación de una señal anormal en un seno y la correspondiente ausencia de flujo en la venografía por resonancia magnética confirman el diagnóstico de trombosis. El diagnóstico de la trombosis de los senos durales puede ser hecho claramente las dos primeras semanas del inicio de los síntomas por RM, ante la sospecha de una trombosis de los senos dural de mucho tiempo de evolución, con imágenes por RM poco claras, la angiografía podría ser la primera herramienta diagnóstica.

Además de que la RM y MRA es suficiente para permitir el diagnóstico de TSD y obvia la necesidad de angiografía invasiva, también es útil para el seguimiento de esta patología.

También se pueden identificar otros hallazgos imagenológicos, como el signo del vacío delta, que consiste en un área triangular de realce con un centro relativamente atenuado, el cual es visto en imágenes de TAC contrastado de cortes transversales obtenida en la región del seno sagital superior, considerado como signo patognomónico de la trombosis de este seno y se observa en aproximadamente el 28.6% de estos pacientes, el cual se ha encontrado asociado a mal pronóstico. La aparición de este signo probablemente se deba al aumento del flujo de la nutrida circulación venosa dural colateral, esta mejora rodea al seno trombosado produciendo la región central de baja atenuación. La TAC sin contraste es insensible (25-56%), pero la aparición del signo del cordón o la hiperdensidad que se observa en la zona del seno transverso es altamente específica.

Otros signos radiológicos menos sensibles y específicos podría incluir el aspecto de un triangulo marcadamente hiperdenso en el área del seno en la TAC sin contraste (signo del triangulo denso), áreas de líneas hiperintensas (signo del cordón) que corresponde a las venas corticales trombosadas, ventrículos pequeños, hemorragias corticales o subcorticales, edema e infartos venosos (18,19).

Aproximación al pronóstico y tratamiento a través de la estadificación imagenelógica de la trombosis de los senos cerebrales

En un estudio donde se tenía el propósito de realizar un estadificación por RMI, y la correlación con los síntomas clínicos y la implicación del tratamiento y pronóstico, se identificaron 5 estadios, que se muestra en la siguiente tabla.

Se tomaron 29 pacientes con diagnóstico de TSD. 11 de estos pacientes fueron tratados con anticoagulantes. 3 de los 11 fueron clasificados como estadio I, y tuvieron una buena recuperación con anticoagulantes solamente. 6 de estos 11 pacientes murieron por hemorragia y edema y fueron clasificados en estadio V, los dos pacientes restantes fueron clasificados en el estadio IV. 18 de los 29 pacientes fueron tratados con urokinasa. Estos 18 pacientes presentaron remisión completa de la oclusión del seno dural y excelente recuperación, excepto 3 de estos pacientes, que tenían un estadio IV por imágenes de RM quienes presentaron déficit residual leve con problemas de la memoria y leve ataxia. La dosis usada fue de 500.000UI a 2 millones UI infundidas por un periodo de 2 a 4 horas. En este estudio se pudo observar que la severidad de la trombosis del seno dural depende del grado de congestión venosa, que a su vez se relaciona con la presión dentro del seno. La progresión del aumento de la presión venosa a grados más avanzados de lesión como edema y hematoma pueden ser evitados si se instaura terapia trombolítica temprana. (10)

Tratamiento

La anticoagulación con heparina ha sido por largo tiempo el tratamiento tradicional y defendido en todos los casos de TSD, sin importar la presencia de hemorragia (25,27).

El objetivo de esta terapia fundamentalmente es detener el proceso trombótico subyacente y prevenir la trombosis venosa de otros sitios que potencialmente pueden agravar el cuadro clínico, como es el caso de la embolia pulmonar que podría aumentar la tasa mortalidad incluso hasta un 95% en estos pacientes (26).

La evidencia que soporta el uso de heparina es ampliamente observacional; los datos de estudios randomizados placebo-control muestra una tendencia no significativa a favorecer el uso de heparina.

En un estudio randomizado, doble ciego, placebo-control, se evaluó la dosis intravenosa ajustada de heparina en 20 pacientes (10 heparina, 10 placebo). El curso clínico fue juzgado con base en la escala de severidad de la TSV, donde se observo la diferencia de la evolución clínica a partir del tercer día (p<0.05), y la diferencia permaneció siendo significativa 8 días después del inicio del tratamiento (p<0.01) en el grupo tratado con heparina. Después de 3 meses, 8 de los pacientes tratados con heparina tenían una completa recuperación clínica y dos tenían un ligero déficit neurológico residual. En el grupo placebo, solo un paciente tenía una completa recuperación, 6 tenían déficit neurológicos y 3 pacientes murieron (p<0.01), lo cual demuestra el beneficio de la terapia anticoagulante (28)

En una revisión realizada por el grupo Cochrane, se incluyeron dos estudios randomizados placebo-control, uno de ellos se menciono anteriormente. Se encontró que la terapia anticoagulante fue asociada con un riesgo relativo de muerte de 0.33 (IC 95% 0.08 a 1.21), y de muerte y dependencia de 0.46 (IC 95% 0.16 a 1.31). No se observaron hemorragias intracraneales sintomáticas de nueva aparición, con un pequeño aumento del riesgo de hemorragia de vías digestivas, lo cual muestra que el tratamiento anticoagulante es seguro y se asocia con una disminución del riesgo de muerte y dependencia por TCV, con poca significancia estadística (29).

El uso de agentes trombolíticos que lisen rápidamente el coagulo ha emergido como una modalidad terapéutica, apoyado con las técnicas intervencionistas neuroradiológicas para liberar el agente localmente en el sitio de la trombosis. No hay estudios randomizados, doble ciego, placebo, casos controlados, que soporte la trombolisis como la primera línea terapéutica en los pacientes con trombosis de los senos venosos cerebrales, comparado con heparina no fraccionada. Numerosos reportes de casos y un único estudio no randomizado ha mostrado que es comparativamente seguro y puede rescatar a pacientes que se deterioran rápidamente a pesar del tratamiento con heparina no fraccionada. Esta práctica debe ser restringida a centros con experiencia en esta terapia. (30)

En muchos años de seguimiento, se han reportado aproximadamente 30 casos de infusión local de uroquinasa (rango de dosis de 470.000U a 13.79 millones de unidades, realizado por vía yugular interna o más frecuentemente por vía femoral, observándose buenos resultados en muchos de estos casos. (31) (32). La serie más grande realizada fue la de Horowitz et al, en donde se trataron 13 pacientes con trombosis extensa de varios senos (SSS en 12, Seno lateral en 12, y senos rectos en 4). Senos recanalizados y buena recuperación clínica fue obtenida en 12 pacientes. No hubo empeoramiento, a pesar de la presencia de infarto hemorrágico en 4 pacientes. (33)

Recientemente, el Activador tisular del plasminogeno recombinante (rtPA) ha sido usado (en combinación con heparina) por sus ventajas teóricas, las cuales podrían aminorar el riesgo de hemorragia: es selectivo sobre el coagulo, vida media corta de 7 a 8 minutos, evita la plasminemia, y produce el más bajo nivel sérico de los productos de degradación del fibrinógeno (34, 35, 36). Una serie americana de 12 pacientes, donde se tenía el objetivo de evaluar la seguridad y eficacia de rtPA intratrombo y heparina intravenosa combinada en la trombosis venosa cerebral. Se encontró que el flujo fue restaurado completamente en 6 ptes, con resolución completa de los síntomas en 5 y mejoría parcial en 1. La restauración del flujo fue incompleta en 3 pacientes y el flujo no fue restaurado en 3 pacientes, en donde se presentó empeoramiento de la hemorragia en dos de estos últimos. La dosis promedio de rtPA fue 46 mg, y el tiempo promedio de restauración del flujo fue de 29 horas (37).

En el estudio de Kim y Suh se logro una recanalización exitosa con mejoría completa de los síntomas en 9 de los 9 casos incluidos. El tiempo requerido para la trombolisis completa estuvo entre 8 y 43 horas. La dosis total empleada de alteplasa estuvo en el rango de 50 a 300mg. El venograma por RM obtenido 1 a 4 semanas después del procedimiento mostró permeabilidad completa de los senos durales (35). Estos hallazgos demuestran que rtPA intratrombo, en combinación con heparina intravenosa es una terapia prometedora, que se encuentra asociada a una rápida restauración del flujo venoso y mejoría clínica de los pacientes. Aunque los datos no son claros para la heparina, es claro que la recanalización completa es más frecuente y rápida con rtPA más heparina que con heparina sola, y es además más rápida que con uroquinasa (79 h vs 29 a 18 h) (34). Además parece una terapia segura en pacientes que no tienen evidencia de hemorragia pretratamiento. Sin embargo se ha observado que en algunos pacientes con evidencia de hemorragia, no empeora el estado clínico, sin embargo se debe considerar que la presencia de hemorragia en el rango de 14 ml en la TAC probablemente contraindica el uso de rtPA intratrombo (33).

En un estudio retrospectivo de pacientes con trombosis de los senos durales se analizó el rol que juega la congestión venosa cerebral en el manejo de estos pacientes. Se tomaron 25 ptes con diagnóstico de TSD con rango de edad de 19 a 64 años. Hubo un predominio de mujeres sobre varones (1.5:1). Los primeros 10 pacientes recibieron terapia anticoagulante. 15 pacientes tenían evidencia inicial de congestión venosa cerebral, por presentarse clínicamente graves o por empeoramiento de los síntomas a pesar de la terapia de anticoagulación, o imágenes iniciales que mostraban hemorragia, hematoma o edema intracraneal. La técnica de tratamiento trombolítico consistía en el avance de un catéter de 6 Fr guiado por el bulbo yugular o el seno sigmoide a través de la vía tranfemoral. Un micro catéter fue introducido en la porción proximal del trombo y entonces el tPA o urocinasa fue inyectado para prevenir la propagación del coagulo. El catéter con balón fue usado para ejecutar la trombectomia hasta que el agente trombolítico pudo ser inyectado en el interior de la luz. De los 10 primeros pacientes que recibieron terapia de anticoagulación, ocho de estos tenían TSD solamente y tenían un curso estable sin empeoramiento de los síntomas, con imágenes que no mostraban congestión venosa cerebral. Los dos pacientes restantes tenían edema en la TAC. Uno tenía un leve edema en el cerebelo derecho, pero el otro tenia edema bilateral en ganglios basales y áreas talámicas. 9 de estos pacientes tuvieron un curso clínico estable y una recuperación libre de síntomas, y uno murió por edema cerebral severo y hemorragia. De los 15 pacientes restantes, 7 fueron trataron inicialmente con anticoagulantes, pero se consideró fallo de la terapia por empeoramiento clínico, y 5 de estos pacientes desarrollaron hemorragia evidenciado por imágenes de TAC y RM. 5 de los 7 fueron sometidos a trombectomia con administración de rtPA. De los 2 restantes uno fue sometido solo a trombectomia y al otro le fue infundido un millón de unidades de urocinasa. De estos pacientes 3 se recuperaron libre de síntomas, 2 tenían hemiparesia izquierda, un paciente tenía una leve alteración de la marcha, y otro desarrollo una fistula arteriovenosa del seno transverso después de 7 meses de la terapia trombolítica. Los 8 ptes restantes no recibieron terapia de anticoagulación y se les inicio tratamiento directamente con trombectomia y administración de rtPA. Todos se presentaron con empeoramiento de los síntomas. Seis de estos pacientes presentaron hemorragia en los estudios de imágenes. Uno presentó un edema de nueva aparición en una TAC subsecuente, y otro a lo largo de la TSD. 5 de estos pacientes se recuperaron sin síntomas, y 3 presentaron leve paresia residual. Estos autores concluyeron que en la TSD una indicación de trombectomia o terapia trombolítica podría ser el desarrollo de congestión venosa cerebral. Al parecer la terapia anticoagulante sola no es apropiada en estos pacientes cuando desarrollan congestión venosa cerebral, tal vez debido a la pérdida del flujo colateral. Estos autores proponen que esta aproximación mejora la supervivencia, y la recuperación libre de síntomas o la recuperación con leve déficit neurológico (38).

Bibliografía

1. Stam J.Thrombosis of the Cerebral Veins and Sinuses. New England Journal of Medicine 2005; 352: 1791.

2. Lanska DJ, Kryscio RJ. Risk factors for peripartum and postpartum stroke and Intracranial venous thrombosis. Stroke 2000; 31: 1274-82.

3. Ferro JM, Canhao P, Stam J, Bousser MG, Barinagarrementeria F. Prognosis of cerebral vein and dural sinus thrombosis: results of the International Study on Cerebral Vein and Dural Sinus Thrombosis (ISCVT). Stroke 2004; 35: 664-70.

4. Corvol JC, Oppenheim C, Manai R, et al. Diffusion-weighted magnetic resonance imaging in a case of cerebral venous thrombosis. Stroke 1998; 29: 2649-52.

5. Yoshikawa T, Abe O, Tsuchiya K, et al. Diffusion-weighted magnetic resonance imaging of dural sinus thrombosis. Neuroradiology 2002; 44: 481-8.

6. Saw MBBS, Kollar MBBS, Johnston PhD MD FRCS. Dural sinus thrombosis: a mechanism-based classification and review of 42 cases. Journal of clinical Neuroscience. 1999, 6 (6), 480-487.

7. De Bruijn SF, Stam J, Koopman MM, Vandenbroucke JP. Case-control study of risk of cerebral sinus thrombosis in oral contraceptive users and in [correction of who are] carriers of hereditary prothrombotic conditions. BMJ 1998; 316: 589-92. [Erratum, BMJ 1998; 316: 822.]

8. Ghatge, Uppugonduri, Kamarzaman. Cerebral venous sinus thrombosis following accidental dural puncture and epidural blood patch. International Journal of obstetric Anesthesia (2008) 17, 267-270.)

9. Garcia HF, MD. Barrera Padilla, MD. Vega Torres, MD. Trombosis de senos venosos posterior a analgesia peridural para trabajo de parto. (2008).

10. Tsai, Wang, Matovich, Lavin, Berberian, Simonson, Yuh. MR Staging of Acute Dural Sinus Thrombosis: Correlation with Venous Pressure Measurements and Implications for Treatment and Prognosis. AJNR Am J Neuroradiol 16: 1021-1029, May 1995.

11. Friemel, MD* Mackey MD* Fenves, MD * Hise, MD* Cheung, MD* Stone, MD*. Nephrotic syndrome presenting as dural sinus thrombosis. The American Journal of Medicine. Volume 113, August 15, 2002.

12. Krishnan, D.R. Karnad, U. Limaye, W. Siddharth. Cerebral venous and dural sinus thrombosis in severe falciparum malaria. Journal of infection (2004) 48, 86-90.

13. Chafic Karam, Salam Koussa. Cerebral dural sinus thrombosis following cisplatin chemotherapy. Journal of clinical Neuroscience 15 (2008) 1274-1275.

14. Linn J, Ertl-Wagner B, Seelos KC, et al. Diagnostic value of multidetector-row CT angiography in the evaluation of thrombosis of the cerebral venous sinuses. AJNR Am J Neuroradiol 2007; 28: 946-52.

15. Lafitte F, Boukobza M, Guichard JP. MRI and MRA for diagnosis and follow-up of cerebral venous thrombosis. Clin Radiol 1997; 52: 672-9.

16. Virapongse C, Cazenave C, Quisling R, Sarwar M, Hunter S. The empty delta sign: frequency and significance in 76 cases of dural sinus thrombosis. Radiology 1987; 162: 779-85.

17. Lee EJY. The empty delta sign. Radiology 2002; 224: 788-9.

18. Bousser MG, Russell RR. Cerebral venous thrombosis London, England: Saunders, 1997.

19. Osborne A. Diagnostic neuroradiology St Louis, Mo: Mosby, 1994; 145-147, 385-395.

20. Teasdale E. Cerebral venous thrombosis: making the most of imaging. J R Soc Med 2000; 93: 234-7.

21. Vijay RKP. The cord sign. Radiology 2006; 240: 299-300.

22. Isensee C, Reul J, Thron A. Magnetic resonance imaging of thrombosed dural sinuses. Stroke 1994; 25: 29-34.

23. Ayanzen RH, Bird CR, Keller PJ, McCully FJ, Theobald MR, Heiserman JE. Cerebral MR venography: normal anatomy and potential diagnostic pitfalls. AJNR Am J Neuroradiol 2000; 21: 74-8.

24. Lafitte F, Boukobza M, Guichard JP, Hoeffel C, Reizine D, Ille O, Woimant F, Merland JJ. MRI and MRA for diagnosis and follow-up of cerebral venous thrombosis (CVT). Clin Radiol 1997 sep, 52 (9): 672-9.

25. Shafqat S, Kamal AK, Wasay M. Heparin in the treatment of cerebral venous thrombosis. J Pak Med Assoc 2006; 56 (11): 541-3.

26. Diaz JM, Schiffman JS, Urban ES, Maccario M. Superior sagittal sinus thrombosis and pulmonary embolism: a syndrome rediscovered. Acta Neurol Scand 1992; 86: 390-6.

27. De Bruijn SF, Stam J. Randomized, placebo-controlled trial of anticoagulant treatment with low-molecular-weight heparin for cerebral sinus thrombosis. Stroke 1999.

28. Einhäupl KM, Villringer A, Meister W, Mehraein S, Garner C, Pellkofer M, Haberl RL, Pfister HW, Schmiedek P. Heparin treatment in sinus venous thrombosis. Lancet. 1991 Sep 7; 338 (8767): 597-600.

29. Stam J, De Bruijn SF, DeVeber G. Anticoagulation for cerebral sinus thrombosis. Cochrane Database Syst Rev. 2002; (4): CD002005.

30. Kamal AK. Thrombolytic therapy in cerebral venous sinus thrombosis. J Pak Med Assoc. 2006 Nov; 56 (11): 538-40.

31. Marie-Germaine Bousser, MD. Cerebral Venous Thrombosis. Nothing, Heparin, or Local Thrombolysis? Stroke. 1999; 30: 481-483.

32. O. K. Sujith, MD, DNB, DM, Rama Krishnan, MD, V. Asraf, MD, DM, Abdu Rahman, MD, DM, and A. S. Girija, MD, DM. Local Thrombolysis in Patients with Dural Venous Thrombosis Unresponsive to Heparin. Journal of Stroke and Cerebrovascular Diseases, Vol. 17, No. 2 (March-April), 2008: pp 95-100.

33. Horowitz M, Purdy P, Unwin H, Carstens G, Greenlee R, Hise J, Kopitnik T, Batjer H, Rollins N, Samson D. Treatment of dural sinus thrombosis using selective catheterization and urokinase. Ann Neurol. 1995; 38: 58-67.

34. Frey JL, Hasan S, Dean BL, Hodak J, Borden N. Intrathrombus administration of rt-PA in intracranial venous thrombosis. Neurology. 1996; 46(suppl) 255. Abstract P03.099.

35. Kim SY, Suh JH. Direct endovascular thrombolytic therapy for dural sinus thrombosis: infusion of alteplase. AJNR Am J Neuroradiol. 1997 18: 639-645.

36. Renowden SA, Oxbury J, Molyneux AJ. Case report: venous sinus thrombosis: the use of thrombolysis Clin Rad. 1997; 52: 396-399.

37. James L. Frey, MD; Gerard J. Muro, MD; Cameron G. McDougall, MD; Bruce L. Dean, MD Heidi K. Jahnke, RN, BSN. Cerebral Venous Thrombosis. Combined Intrathrombus rtPA and intravenous Heparin. Stroke. 1999; 30: 489-494.

38. Tsai FY, Kostanian V, Rivera M, Lee KW, Chen CC, Nguyen TH. Cerebral venous congestion as indication for thrombolytic treatment. Cardiovasc Intervent Radiol. 2007 Jul-Aug; 30 (4): 675-87.

10

Meningitis bacteriana

Dr. Luis Rafael Moscote-Salazar
Dr. Juan José Gutiérrez

Introducción

El término *meningitis* se usa cotidianamente para referirse a la inflamación de las meninges, desconociendo casi siempre que en la mayoría de las veces sólo se afectan las leptomeninges (aracnoides y piamadre), que por su extensión, implican la afección del líquido cefalorraquídeo (LCR) en el espacio subaracnoideo, y generan un síndrome clínico bien definido. Existen casos aislados en los que se afectan las tres capas meníngeas, no obstante, cuando se afecta la duramadre (paquimeningitis), las causas y curso de la enfermedad son distintas. En el presente capítulo se hace énfasis en el síndrome clínico en general, no teniendo en cuenta la anatomía patológica, pero sí la etiología, que si bien puede ser infecciosa y originarse a partir de cualquier tipo de microorganismo, se centrará en la meningitis bacteriana (Tabla 1).

Tabla 1. Bacterias más comunes causantes de meningitis en adultos.

Aguda	Crónica
Streptococcus pneumoniae	Mycobacterium tuberculosis
Haemophilus influenzae	Borrelia burgdoferi
Neisseria meningitides	Treponema pallidum
Listeria monocytogenes	Leptospira spp
Staphylococcus aureus	Listeria monocytogenes
Escherichia coli	Rickettsia spp

Dependiendo de la duración del síndrome, podrá clasificarse como meningitis aguda o crónica, desarrollándose la primera en el transcurso de horas a días, a diferencia de la crónica que abarca semanas a meses (generalmente los signos, síntomas y anormalidades en el LCR permanecen por al menos 4 semanas).

Epidemiología

Aunque la incidencia anual de meningitis bacteriana en los Estados Unidos ha venido disminuyendo (de 1,9 a 1,5 casos por 100.000 habitantes entre 1998 y 2003), permanece siendo una urgencia médica con alto riesgo de morbimortalidad (tasa de mortalidad de 15,6%), teniendo entre los microorganismos causales predominantes a *Streptococcus pneumoniae* (neumococo) y *Neisseria meningitidis* (meningococo), responsables de alrededor del 80% de todos los casos. En Colombia, por información suministrada por el Instituto Nacional de Salud, durante el 2011 se confirmaron 68 casos de meningitis por meningococo, 106 casos por neumococo, 31 casos por *Haemophilus influenzae* y asombrosamente 250 casos de etiología tuberculosa.

Fisiopatología

Muchas de las bacterias patógenas comúnmente figuran como comensales de la vía respiratoria superior, que son transmitidas a través de la tos, estornudos e incluso besos entre personas cercanas con las que se establece contacto prolongado. Del meningococo, por ejemplo, se sabe que se halla en la nasofaringe de aproximadamente el 10 por ciento de la población general, que desarrolla inmunidad natural a este en un promedio de 14 días (Guía de Salud Pública para el Manejo de Enfermedad Meningocócica, 2006).

La razón por la cual estas bacterias cruzan la barrera hematoencefálica (BHE) y causan el síndrome, no está completamente dilucidada. Se sabe que esta barrera estructural y funcional se compone por células endoteliales de la microvasculatura, y tiene como principal función proteger al encéfalo de cualquier microorganismo y/o toxina circulante en la sangre. Sin embargo, puede ser atravesada por estos ya sea transcelularmente, paracelularmente o por medio de fagocitos infectados (mecanismo también llamado de *caballo de Troya*), aparentemente por una interacción microorganismo-receptor. Se han descrito varias moléculas en la superficie de distintas bacterias (p. ej., PilQ/PorA, CbpA, fosforilcolina, etc.) específicas para ciertos tipos de receptores en la BHE (p. ej., endoplasmina, laminina, factor activador de plaquetas, CD46, etc.) a los que se unen como ligandos.

Cuadro clínico

El síndrome típicamente se manifiesta con cefalea, rigidez de nuca, fotosensibilidad y un grado variable de signos y síntomas neurológicos. La forma aguda se acompaña más comúnmente de fiebre y alteración del estado mental, mientras que en la forma crónica los síntomas pueden enmascararse. Hallazgos adicionales y menos confiables incluyen fotofobia, rash cutáneo, náuseas, convulsiones y signos de focalización neurológica (Tabla 2). Cuando aparece rash petequial en la piel o la mucosa oral, podría estarse ante una infección meningocóccica.

La rigidez de nuca puede descubrirse en el examen físico como dolor y resistencia a la flexión pasiva del cuello, flexión de la rodilla y de la cadera en respuesta a la flexión pasiva del cuello (signo de Brudzinski), o resistencia y dolor a la extensión pasiva de la rodilla con la cadera flexionada (signo de Kernig).

Viallon y cols en 2011 por medio de un estudio prospectivo con 254 pacientes, observaron 35 pacientes con meningitis bacteriana, en los que los síntomas y signos más frecuentes, en orden decreciente fueron: fiebre, rigidez de nuca, cefalea, confusión, convulsiones y signos de focalización neurológica. Téngase en cuenta que en los casos de meningitis adquiridos en la comunidad, 25% coexisten con otitis o sinusitis, 12% con neumonía y 16% son inmunocomprometidos.

Debe tenerse precaución con los pacientes inmunocomprometidos, ancianos, alcohólicos crónicos y desnutridos severos, en los que los síntomas típicos pueden estar ausentes y la enfermedad puede cursar con un estado confusional agudo.

Diagnóstico

Dada la falta de especificidad de los hallazgos clínicos, la clave para el diagnóstico la constituye el estudio del LCR. La punción lumbar es un procedimiento seguro, a pesar de que pueda desencadenar cefalea en alrededor de un tercio de los pacientes. El asunto importante con la misma, es el riesgo de herniación en pacientes con edema cerebral difuso severo, y el porcentaje en el cual este grupo de pacientes pueda reconocerse mediante una tomografía cerebral previa. Debe practicársele tomografía cerebral antes de una punción lumbar, a todo paciente con derivaciones ventriculares, hidrocefalia, antecedente de traumatismo craneal, lesiones ocupantes de espacio o reciente neurocirugía, estado inmunocomprometido, papiledema o signos focales neurológicos.

Con la muestra de LCR es necesario evaluar inmediatamente el Gram y citoquímico (conteo de leucocitos, niveles de glucosa y de proteínas) del mismo, mientras se obtiene el resultado de cultivo con antibiograma. La combinación de hallazgos anormales en el citoquímico, es altamente sugestiva de meningitis, y no la interpretación aislada de cada uno (Tabla 3). De forma ocasional los pacientes infectados pueden tener leucorraquia, glucorraquia y proteinorraquia dentro de parámetros normales. Esta situación es habitual en pacientes con neutropenia, estadios tempranos de infección por meningococo, infección por VIH y meningitis criptocóccica.

Debe anotarse que el cultivo del LCR es positivo para microorganismos en alrededor del 66% de los pacientes, y en ese momento es cuando el test de la reacción en cadena de la polimerasa (PCR) cobra mayor importancia, dado que tiene mayor sensibilidad que este, particularmente en pacientes a quienes se les ha administrado antimicrobianos previamente.

Tratamiento

Ante la sospecha de infección, la terapia antibiótica empírica no puede retrasarse más de una hora mientras se esperan los resultados del estudio de LCR. A pesar de que no se cuenta aún con estudios prospectivos comparativos, los estudios observacionales han encontrado que la demora en el inicio de la terapia de 2 a 6 horas se asocia a la aparición de eventos adversos. Con los resultados de todos los estudios del LCR, debe iniciarse la terapia antibiótica específica contra el patógeno causal (tablas 4 y 5). Algunos recomiendan que junto con esta última, se inicie concomitantemente dexametasona.

No obstante, su utilidad no parece reducir de forma significante la mortalidad o las secuelas, por lo que el beneficio de su aplicación permanece sin comprobarse.

No debe olvidarse la importancia de los líquidos endovenosos para evitar la deshidratación o hiponatremia que puede ocasionar un síndrome de secreción inadecuada de hormona antidiurética.

Pronóstico

La tasa de mortalidad en países desarrollados alcanza el 2´%, siendo mayor en pacientes con enfermedad neumocóccica (19-37%) que en aquellos con enfermedad meningocóccica (3-13%). Las secuelas neurológicas incluyen principalmente la pérdida de la audición y los déficits neurológicos focales (hemiparesia, afasia, etc.).

La pérdida de la audición es uno de los eventos más comúnmente reportados, afectando al 10% de los individuos que sufren meningitis por meningococo y 26% de aquellos con meningitis por neumococo. Puede presentarse uni o bilateralmente, con rango variable de severidad.

Existe un modelo de predicción pronóstica para pacientes hospitalizados con diagnóstico de meningitis, en el que se toman seis variables rutinariamente descritas en la primera hora de admisión (edad, frecuencia cardíaca, escala de Glasgow, parálisis de nervios craneales, leucorraquia < 1.000/µL y presencia de cocos Gram positivos en el Gram de LCR), y con las cuales se identifican aquellos pacientes de alto riesgo (tabla 6).

El alta médica no significa bienestar absoluto del paciente y reintegro normal a su vida cotidiana. Existen síntomas menos obvios que pueden causar molestias a estos y sus familias (tabla 7). Algunos como la cefalea y el cansancio pueden mejorar con el pasar del tiempo, siempre y cuando haya un adecuado reposo y analgesia.

Prevención

Hoy se sabe que las vacunas conjugadas contra *H. influenzae* tipo B y *S. pneumoniae* aplicadas durante la infancia, han sido altamente efectivas en la reducción de la incidencia de meningitis bacteriana, no solamente en niños sino también en adultos. Esto está respaldo en el hecho de que en los últimos tiempos se ha observado un patrón de aumento en el porcentaje de casos de meningitis causadas por serotipos para los cuales no se aplica vacunación. En países desarrollados como EE.UU. se recomienda una nueva vacuna conjugada contra *N. meningitides* (activa contra los serogrupos A, C, W135 y Y, pero no el serogrupo B) para aplicación en todos los individuos entre 11 y 18 años de edad, personas que comparten dormitorios en instituciones como cárceles, orfanatorios, etc., viajeros a regiones endémicas para enfermedad meningocóccica (p. ej., Arabia Saudita y África sub-sahariana) y personas con deficiencias del complemento sérico. En la tabla 8 se resumen algunas recomendaciones de quimioprofilaxis.

Bibliografía

1. Cho TA, Venna N. Management of Acute, Recurrent, and Chronic Meningitides in Adults. NeurolClin 2010; 28: 1061-1088.
2. Tunkel AR, van de Beek D, Scheld WM. Chapter 84: Acute Meningitis. Mandell: Principles & Practice of Infectious Diseases, 7th Edition, 2009.
3. Bamberger DM. Diagnosis, Initial Management and Prevention of Meningitis. Am Fam Physician 2010; 82 (12) 1491-1498.
4. Schut ES, de Gans J., van de Beek D. Community-acquired bacterial meningitis in adults. PractNeurol 2008; 8: 8-23.
5. Instituto Nacional de Salud (INS). Estadísticas de la vigilancia en Salud Pública; Vigilancia Rutinaria, 2011. Disponible en: http://www.ins.gov.co/?idcategoria=1729.
6. Donovan C, Blewitt J. An overview of meningitis and meningococcal septicaemia. Emergency Nurse 2009; 17 (7) 32-39.
7. Kim KS. Acute bacterial meningitis in infants and children. Lancet Infect Dis 2010; 10: 32-42.
8. Helbok R, Broessner G, Pfausler B, Schmutzhard E. Chronic meningitis. J Neurol 2009; 256: 168-175.
9. Viallon A, Desseigne N, Marjollet O y cols. Meningitis in adult patients with a negative direct cerebrospinal fluid examination: value of cytochemical markers for differential diagnosis. Critical Care 2011; R136.
10. Miranda J, Tunkel AR. Strategies and New Development in the Management of Bacterial Meningitis. Infect Dis Clin N Am 2009; 23: 925-943.
11. Van de Beek D, Farrar JJ, de Gans J y cols. Adjunctive dexamethasone in bacterial meningitis: a meta-analysis of individual patient data. Lancet Neurol 2010; 9: 254-63.

Trauma craneoencefálico

Trauma Craneoencefálico

El trauma craneoencefálico (TCE) se puede definir como una epidemia silenciosa. El TCE es causa importante de discapacidad y de mortalidad a nivel mundial junto con el politraumatismo, es la causa más frecuente de emergencia y urgencia. Al tratarse de una causa de discapacidad importante genera costos en los sistemas de salud. Es una prioridad que los médicos que manejan adultos mayores posean conceptos básicos en relación al TCE. Este artículo brinda algunos conocimientos en relación al trauma craneoencefálico leve en pacientes ancianos y brinda las herramientas fundamentales para un manejo óptimo.

Introducción

Hace más de 2.000 a, Hipócrates señaló que ningún trauma craneal debería ser considerado inocuo. (1). El paciente anciano portador de trauma craneoencefálico leve es frecuentemente observado en nuestros servicios de urgencias. La población de adultos mayores en el planeta ya alcanza los 1.100 millones y en España constituye un grupo social de más de 6 millones, en los Estados Unidos representan del 11 al 14% de la población general. Los pacientes mayores de 75 anos se encuentran en los grupos de riesgo de sufrir lesiones traumáticas cerebrales. Se clasifican como leve a aquel sujeto lesionado de cráneo que ha sufrido una pérdida de consciencia de menos de 5 minutos y que presenta una amnesia postraumática también de igual brevedad. Al llegar al servicio de urgencia o poco después están conscientes y orientados con un resultado de 15 puntos en la escala de coma de Glasgow (ECG). (2). Si bien mucho se ha escrito sobre el manejo del traumatismo craneoencefálico moderado y severo, la literatura existente sobre recomendaciones para el manejo del trauma craneoencefálico leve es muy poca, a nuestro conocimiento solo existen tres experiencias anteriores, una inicial en el Reino Unido en 1984 (3), una en Italia la cual es la más reciente publicada (4). El objetivo de este artículo es establecer recomendaciones práctica para el tratamiento del TCE Leve en el anciano, pero se describirán además algunos aspectos de los traumas craneoencefálicos moderados, severos, igualmente cescribiremos algunas consideraciones en relación a la biomecánica del neurotrauma.

Definición

El trauma craneoencefálico (TCE) se define como toda aquella agresión que presenta el cráneo y su contenido por fuerza de inercia o de contacto que terminan afectando la economía intracraneana y tejidos adyacentes.

Clasificación del trauma craneoencefálico

Actualmente la clasificación del trauma de craneoencefálico se realiza mejor con base en la alteración del estado de conciencia:

- TRAUMA CRANEOENCEFÁLICO LEVE

  Glasgow 13-15
- TRAUMA CRANEOENCEFÁLICO MODERADO

  Glasgow 9-12
- TRAUMA CRANEOENCEFÁLICO SEVERO

  Glasgow 3-8

Basado en la escala de coma de Glasgow (ECG) creada por Jennet y Teasdale específicamente para este fin.

El primer apartado de la ECG incluye la valoración de la *respuesta verbal*, que es la más artefactable y va a quedar completamente anulada cuando se intuba al enfermo. El segundo subapartado de la escala valora la *apertura ocular*. Existen pocos problemas en su cuantificación, a no ser que el paciente presente lesiones faciales que dificulten la apertura de los ojos. El último parámetro a valorar es la *respuesta motora*. Esta respuesta es la menos artefactable y a la que se le ha otorgado el máximo valor pronóstico.

Otra clasificación más práctica se hace con base en el tiempo de pérdida de la consciencia postrauma.

Trauma craneoencefálico leve

Se clasifica como leve a aquel sujeto lesionado de cráneo que ha sufrido una pérdida de consciencia de menos de 5 minutos y que presenta una amnesia postraumática también de igual brevedad. Al llegar al cuerpo de guardia o poco después están conscientes y orientados con un resultado entre 13 y 15 puntos en la escala de coma de Glasgow. Pueden tener una herida del cuero cabelludo o un hematoma subgaleal pero no una fractura de la base o de la bóveda craneal. Pueden aquejar cefalea, náuseas y vómitos no persistentes; también clasifican en este grupo de bajo riesgo aquéllos que niegan haber perdido el conocimiento pero que no recuerdan lo ocurrido inmediatamente antes y poco después del impacto. La mayoría de los pacientes que sufren un traumatismo craneal leve logran una buena recuperación y necesitan poca atención médica. Sin embargo, un pequeño número de éstos sufren deterioro neurológico posterior, debido a hipertensión intracraneal (HIC) por edema, o por la presencia de una masa expansiva intracraneal. Por esto, el paciente debe permanecer en el hospital unas 6 horas para ser observado, el examen debe repetirse cada hora al igual que el registro de los signos vitales, transcurrido este tiempo, si todo continúa normal y el paciente no tiene cefalea ni vómitos o náuseas desde por lo menos 4 horas antes, se le envía a su hogar con recomendaciones al familiar y signos de alarma para regresar, el cual deberá examinarlo al menos 2 veces por día y llevarlo al hospital ante cualquier alteración; si al cabo de 72 horas no han aparecido síntomas o signo alguno podrá entonces incorporarse a su vida habitua laboral y social, esto como regla general. El plazo será mayor en los casos de heridas del cuero cabelludo.

Existe una entidad conocida como síndrome postraumático o posconmocional que es una complicación terrible de los traumatismos craneoencefálicos leves. Gronwall plantea que algunos pacientes que han sufrido un trauma craneal leve continúan quejándose de síntomas durante semanas o meses, que pueden ser suficientemente severos como para causar incapacidad laboral. Los síntomas principales son: fatiga, cefalea, mareos, irritabilidad, trastornos de la memoria y disminución de la capacidad de concentración. Mucha de la sintomatología es de naturaleza psíquica como ansiedad, depresión e intolerancia al ruido.

Trauma craneoencefálico moderado

Se incluyen en este grupo a los pacientes con TCE que presentan una puntuación en la escala de Glasgow entre 9 y 12 puntos, alteración de la conciencia o amnesia por más de 5 minutos, cefalea progresiva, intoxicación por alcohol o drogas, historia poco convincente o no realizable, convulsiones postraumáticas, traumatismo múltiple, traumatismo facial severo con ausencia de hallazgos de TCE grave. Este grupo de pacientes debe permanecer en observación hospitalaria al menos 24 horas, en las cuales se valorará la indicación de TAC, pudiendo reducirse las horas de estancia si todas las evaluaciones son normales, y no tuviese lesiones asociadas. En el caso de que exista sintomatología neurológica evidente y/o TAC patológico, la conducta dependerá del cuadro o las lesiones encontradas, pudiendo variar desde la observación y tratamiento médico hasta intervención quirúrgica.

Trauma craneoencefálico severo

Se incluyen aquellos pacientes que presentan Glasgow menor o igual a 8 puntos, descenso en la puntuación de Glasgow de 2 o más puntos, disminución del nivel de conciencia no debido a alcohol, drogas, trastornos metabólicos o estado postictal, signos neurológicos de focalidad, fractura deprimida o herida penetrante en cráneo. El manejo inicial comprende priorizar el ABCDE. Tan pronto como lo permitan las funciones vitales se realizará una TAC cerebral y estudio radiológico de columna cervical. La detección de hematoma epidural, subdural o hemorragia intraparenquimatosa con importante efecto de masa ocupante de espacio, requieren de cirugía y descompresión urgente. Si no existen estas lesiones y el paciente permanece en coma se deben tomar medidas para disminuir la PIC, y la monitorización de ésta con sensores.

Mecanismos del trauma

La lesión traumática craneal viene determinada por el agotamiento brusco de la energía cinética, bien de un agente externo que choca violentamente contra el cráneo como sucede cuando este es golpeado o bien del propio cráneo que choca contra otra estructura (Fig. 6). Dependiendo de fuerzas externas de mayor o menor grado. Como la energía cinética es proporcional a la masa y al cuadrado de la velocidad (energía cinética = ½ m.v2), las lesiones serán proporcionales a estas magnitudes.

Fig. 6. Mecanismo de trauma.

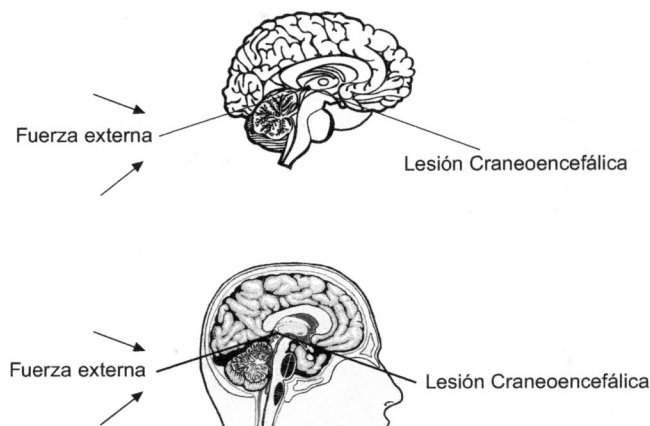

En el TCE el impacto mecánico origina la degeneración neuronal mediante 3 mecanismos básicos: Mecanismo lesional primario que es el responsable de las lesiones nerviosas vasculares, mecanismo secundario que es el responsable de las lesiones cerebrales producidas por alteraciones sistémicas y mecanismo neuroquímico que se inicia inmediatamente al trauma.

De los efectos y consecuencias de un traumatismo sobre la extremidad cefálica, tienen mayor jerarquía e importancia los que afectan al parénquima del SNC. Como anotamos en el primer capítulo el encéfalo se halla rodeado e inmerso en LCR, sostenido por estructuras semirrígidas como la hoz del cerebro y la tienda del cerebelo, y protegidos por una capa ósea; esta complejidad estructural hace que los mecanismos traumáticos sean variados y complejos y que en la mayoría de los casos sean invocados varios factores biomecánicos.

La segunda Ley de Newton plantea que si una fuerza se aplica a un cuerpo rígido le transmite "aceleración", es lo que ocurre en el cráneo, que al recibir un impacto directo, se acelera en forma lineal, angular o rotatoria. Cuando esta fuerza de aceleración cesa, sobre todo en forma brusca, se genera entonces la "desaceleración" o "contragolpe" que provoca lesiones a distancia del sitio primitivo en el cual actúo la primera.

Otro mecanismo importante es el provocado por la "vibración" que será de distinta frecuencia, debido a las distintas composiciones y pesos específicos, sobre los cuales actúa la energía liberada por el trauma: hueso, duramadre, LCR, sustancia gris, sustancia blanca, ventrículos, núcleos basales, tallo encefálico, etc.

Gross, en 1958, describió el mecanismo denominado "cavitación", al ser desplazado el tejido nervioso por la fuerza de la aceleración y desaceleración, se generan zonas o espacios de presión negativa, por lo general a distancia, con destrucción neuronal y extravasación sanguínea. (5).

Dada la consistencia blanda-gelatinosa del SNC y la presencia de estructuras semirrígidas (hoz del cerebro, tienda del cerebelo) y rígidas como las anfractuosidades de la base del cráneo, especialmente el ala del esfenoides, el SNC, sufre el mecanismo de "cizallamiento" al chocar sobre esas estructuras. Por lo general son lesiones muy graves, laceraciones, contusiones hemorrágicas, etc; este mecanismo explica la preferencia lesional de la punta del lóbulo temporal y la base del lóbulo frontal.

En resumen, cualquiera sea el mecanismo en juego, las resultantes lesiones son:

- **Lesiones por impacto directo:** Especialmente en la zona primitiva del trauma.
- **Lesiones por contragolpe:** Sobre todo en zonas diametralmente opuestas al sitio originario de aplicación de la fuerza cinética.
- **Lesiones por vibración:** Todo el encéfalo.
- **Lesiones por cavitación:** Fuerzas de presión negativa a distancia.
- **Lesiones vasculares:** Tracción, estiramiento, roturas (basales o corticales).
- **Lesiones por cizallamiento:** Especialmente en la base de cráneo.

El tipo de lesión que se presenta está relacionado también con el tipo de colisión que se produzca:

- Impactos frontales
- Impactos posteriores
- Impactos laterales
- Impactos rotacionales
- Impactos por volcamiento

Cuando el impacto es frontal, como ocurre cuando dos vehículos chocan se puede presentar un movimiento hacia arriba y por arriba o hacia abajo y por debajo. En el primer caso las lesiones más frecuentes son la luxación de rodilla, fractura de fémur, luxación del acetábulo. En el segundo caso hay mayor riesgo de impacto del tórax y abdomen, compresión de órganos sólidos y desgarro de vísceras huecas, ruptura del diafragma, desgarro de vasos sanguíneos y ruptura de ligamentos que sustentan órganos (ligamento de Teres, sujeta al hígado), fracturas costales, contusión torácica, pulmonar, miocárdica, aneurisma traumático de aorta, neumotórax, fractura de vértebras cervicales.

En el impacto posterior las lesiones más significativas se refieren a las causadas por la hiperextensión de la columna cervical, en especial cuando los apoya cabeza han sido removidos o están en posición baja respecto a la cabeza. También pueden aparecer lesiones de tejidos blandos del cuello.

Si el vehículo es impactado en forma lateral se desplaza en sentido contrario al punto de impacto, las lesiones pueden ser menores que si el vehículo queda en el mismo lugar. Este tipo de impacto es causante de fracturas de clavícula, fracturas costales, neumotórax, ruptura hepática o esplénica, fractura de pelvis anterior y posterior, impactación del fémur a través del acetábulo, flexión lateral o rotación de la columna cervical, las fracturas son más comunes en este tipo de impactos que en los posteriores, pueden ocurrir lesiones medulares con déficit neurológico.

Los impactos rotacionales comúnmente se denominados trompos, ocurren cuando una esquina del vehículo que se desplaza más lentamente en dirección opuesta. El vehículo rota alrededor del punto de impacto. Pueden ocurrir lesiones combinadas frontales y laterales.

Durante el volcamiento, el vehículo puede impactar por diferentes puntos, lo cual sucede también con los órganos internos de los ocupantes. Aquí es impredecible el tipo de lesiones que pueden ocurrir.

Con respecto a las cubiertas sin duda que juegan un papel importante como protectores del SNC, hoy se afirma que el cuero cabelludo absorbe el 30% de la energía generada por el trauma, sobre todo si la superficie de aplicación es amplia, y que el hueso es capaz de absorber un 40% sobre todo en personas jóvenes. De esto resulta que las cubiertas son eficientes, es posible encontrar grandes fracturas y amplias heridas del cuero cabelludo, sin que exista un compromiso equivalente del parénquima del SNC.

En el servicio de Urgencias realizar:

- Evaluación general: vía aérea, ventilación,
- Evaluación hemodinámica (ABC del ATLS)
- Evaluación neurológica:
- Escala de Glasgow
- Radiografías de columna cervical AP, LAT y Odontoides, hasta la séptima vértebra cervical.
- No tomar radiografías simples de cráneo
- TAC cerebral

Pacientes con traumatismo craneoencefálico leve

Son aquellos que según la Escala de Trauma de Glasgow estén calificados entre 13 y 15.

Se recomienda:

A. Tomografía Cerebral computadorizada (TAC)

1. En **trauma leve** con pérdida de conciencia (Glasgow 13-15); entre estos pacientes 18% presentan anormalidades en el TAC y 5% presentan lesiones que requieren cirugía.
2. Aunque no haya pérdida de la conciencia, si hay traumatismo craneofacial severo, con o sin lesión de vía aérea y en traumatismo severo de cráneo.
3. En **trauma leve**, sin pérdida de la conciencia, si tienen evidencia o sospecha de fractura de base de cráneo (otorragia, signo de Batle, signo del Mapache, etc.).
4. En **trauma leve** sin pérdida de la conciencia, con sospecha o evidencia de fractura deprimida del cráneo, especialmente si es abierta.
5. En **trauma leve** sin pérdida de la conciencia y politraumatismo severo, especialmente en pacientes que por su condición requieran cirugía inmediata, sedación o tratamiento en unidad de cuidado intensivo.
6. En **trauma leve** sin pérdida de la conciencia pero con evidencia de ingesta de alcohol.

7. En **trauma leve** sin pérdida de la conciencia pero con deterioro del estado neurológico.

B. Interconsulta neurocirugía para:

1. En todos los pacientes con **trauma leve** que requieran TAC, y si ésta es anormal.

2. En todos los pacientes con **trauma leve**, con Glasgow 13 y 14.

3. A todos los pacientes con **trauma leve** y trauma cervical.

4. A todos los pacientes con **trauma leve** y Glasgow 15 que el médico de urgencias crea necesario.

5. En todos los pacientes con **trauma leve** y Glasgow 15 con sospecha de fractura de base de cráneo, lesión en el TAC o sospecha de lesión neurológica, fístula de líquido cefalorraquídeo o de fractura deprimida o abierta del cráneo.

6. Pacientes bajo ingesta alcohólica no deben ser enviados a casa.

Imagenología

Evaluación Radiográfica Inicial

Radiografías de cráneo, arteriografía cerebral y ventriculografías fueron la principal herramienta diagnóstica usada en trauma por cirujanos y neurocirujanos para evaluar pacientes con trauma craneal. La integración de la tomografía computada en los años 70 ha revolucionado la evaluación temprana, el diagnóstico y el tratamiento de las victimas de trauma. La visualización temprana del cráneo y su contenido ahora es el estándar del cuidado en la mayoría de las circunstancias cuando una lesión craneal es sospechada. La tomografía permite una rápida y adecuada identificación de los huesos del cráneo, parénquima cerebral, sangrado intra y extra axial, aire, cuerpo extraño y líquido cefalorraquídeo. Desde la aproximación primaria es completada, y el paciente esta médicamente estable, una tomografía cerebral simple debe ser realizada.

Posterior a la realización de una tomografía cerebral, la revisión por parte de un neurocirujano es esencial. Los principales hallazgos que se buscan son fracturas craneales (lineal o conminuta, deprimida o no deprimida, abierta o cerrada, fracturas de base de cráneo de senos y orbita); colecciones hemáticas (hematoma epidural, hematoma subdural, hemorragia intracerebral, intraventricular o subaranoidea); edema cerebral; hidrocefalia; isquemia/anoxia, neumoencéfalo; desviación de la línea media.

El sangrado agudo aparece relativamente hiperdenso cuando se compara con el parénquima cerebral en una tomografía de cráneo no contrastada. Colecciones extraaxiales son generalmente consideradas quirúrgicas si son mayores a un centímetro, el manejo quirúrgico será ampliado en detalles más adelante de este capítulo. El hematoma epidural se muestra como una masa hiperdensa, biconvexa adyacente al cráneo. Estos típicamente no cruzan la línea de sutura y pueden ser el resultado de lesión arterial, clásicamente la arteria meníngea media. Los hematomas subdurales son usualmente en forma de media luna, pueden cruzar las líneas de sutura y típicamente son el resultado de sangrado venoso. Su apariencia dependerá de la cronicidad del sangrado, el sangrado agudo es hiperdenso, el subagudo es isodenso y el sangrado crónico es hipodenso. La hemorragia subaranoidea traumática es el tipo más común de hemorragia, el sangrado es hiperdenso y tiende a localizarse sobre la convexidad, cisternas basales y cisuras mayores. La hemorragia intracerebral y contusiones se revelan como una cantidad variable de sangrado de alta densidad dentro del parénquima cerebral y el sangrado intraventricular se muestra como señal alta dentro del sistema ventricular.

Las fracturas craneales son mejor valoradas en la ventana ósea. La presencia de fracturas craneales se asocia con la posibilidad de sangrado intracraneal, la evaluación deberá incluir inspección cuidadosa de los huesos orbitarios, frontal, esfenoides, maxilar, senos etmoidales y hueso temporal. Algunas veces, la evidencia de aire o líquido puede ser la única pista para una fractura craneal.

El aire típicamente se muestra negro en una tomografía computarizada estándar, y puede estar presente en los tejidos blandos, senos y espacio intracraneales.

La isquemia o infarto puede no aparecer en las tomografías de manera temprana pero la perdida de la diferenciación cortico subcortical o edema discreto puede conducir al diagnóstico inicial.

El edema cerebral se manifestará como compresión de surcos, borramiento de los ventrículos y obliteración de las cisternas basales. Cualquier desviación de la línea media debe ser objetiva.

En casos de lesión penetrante al cráneo, o cuando una posible lesión vascular es sospechada, la angiografía cerebral es el Gold Standard como estudio diagnóstico. Otras modalidades, tales como la angiotomografía y la angioresonancia están ganando popularidad, a saber por su disponibilidad, familiaridad y rapidez. Estas son herramientas útiles y la sensibilidad se acerca a la de la angiografía cerebral convencional. Las imágenes por resonancia magnética permiten una mejor evaluación de los tejidos blandos, colecciones hemáticas y edema pero su uso en el contexto agudo es reducido, principalmente por las limitaciones de tiempo. La resonancia magnética es mejor configurada para la evaluación en la fase tardía. La lesión axonal difusa, lesiones isquémicas, y pronóstico a largo plazo son algunas de las potenciales aplicaciones mejor adaptadas para la resonancia magnética. La espectroscopia por resonancia magnética, la magnetoencefalografía, la tractografía mostraran en un futuro posible aplicación en el área.

Tratamiento

El tratamiento de estos pacientes, si se ha demostrado que tienen TAC normal, es observación por 24 horas, que se efectuará en el hospital o en la casa según el paciente, el sitio del trauma y si hay o no lesiones asociadas (heridas faciales, etc.). Si la TAC es anormal, el tratamiento debe ser el específico de la lesión encontrada.

Los pacientes con traumatismos leves, que no presenten alteraciones en la escanografía, pueden ser observados en su casa, si no sufren lesiones asociadas y tienen como ser controlados; la familia debe ser clara y completamente informada y entender que la TAC cerebral normal no les asegura que más tarde no se pueda presentar una lesión que requiera tratamiento.

Los pacientes con lesiones asociadas, deben ser controlados en el hospital. Igualmente deben ser hospitalizados aquellos pacientes, que por su condición socioeconómica o familiar no tengan la garantía de ser observados apropiadamente en su hogar. Es importante resaltar la cita por consulta externa con el objetivo de revalorar a nuestro paciente y determinar la necesidad de una tomografía cerebral simple de control.

Indicaciones quirúrgicas

La complicación quirúrgica más importante de de la lesión traumática cerebral es el desarrollo de un hematoma cerebral el cual está presente en el 45% de los traumas craneales severos y en 15% de las lesiones moderadas, generándose aproximadamente 100 mil pacientes quirúrgicos al año. La evacuación rápida de un hematoma intracraneal puede ser uno de los mas recompensadores y efectivos tratamientos quirúrgicos, pero a pesar del diagnóstico rápido y evacuación, persiste la alta morbilidad y mortalidad en ciertas condiciones como el hematoma subdural agudo. Hay generalmente cinco situaciones en las cuales está indicado el tratamiento para la lesión traumática cerebral: hematoma epidural, hematoma subdural, hematoma intraparenquimatoso, fracturas craneales y presión intracraneal elevada sostenida. Las lesiones penetrantes no serán discutidas, y las indicaciones para el manejo de la PIC elevada han sido discutidas anteriormente. En 2006, Bullock y colaboradores publicaron las guías para el manejo quirúrgico de la lesión traumática cerebral, brevemente discutiremos las indicaciones quirúrgicas para cada una de las entidades mencionadas. Los detalles de la técnica quirúrgica escapan al objetivo de este texto, parámetros hemáticos normales, disponibilidad de sangre y estabilidad cardiovascular son prerrequisito para el manejo quirúrgico.

Hematoma epidural

La incidencia reportada del hematoma epidural varia de 2-4% en pacientes con lesión craneal y hasta el 9% de los pacientes con Glasgow menor a 9. El pico de incidencia del hematoma epidural se encuentra entre los 20 y 30 años, siendo infrecuente en los ancianos y en los neonatos. Los accidentes de tráfico, caídas y violencia son la causa de más del 90% de los hematomas epidurales, clásicamente el hematoma epidural resulta de la lesión de la arteria meníngea media. Sangrado venoso y de senos puede también ser la causa. El hematoma epidural puede ocurrir en la región temporal o parietotemporal. La mortalidad para el hematoma epidural oscila en 10% y factores como la edad, escala de Glasgow, pupilas, lesiones intracraneales asociadas, alteraciones de la presión intracraneal y el tiempo entre el deterioro neurológico y la evacuación han demostrado vinculación en el pronóstico. A través de un cuidadoso análisis de la literatura disponible, las guías de manejo de Bullock y colaboradores recomiendan lo siguiente:

1. Evacuación quirúrgica de todo hematoma epidural con un volumen mayor de 30cc.
2. Los pacientes con hematoma epidural menos de 30cc pueden ser considerados como no quirúrgicos si presentan algunos de los criterios a mencionar:
   a. Grosor menor de 15 mm
   b. Línea media desviada menor de 5 mm
   c. Glasgow mayor a 8 y sin déficit neurológico focal

Todos los pacientes con trauma son inicialmente seguidos conservadoramente y se les realizara una tomografía dentro de las 4-6 horas iniciales. La presencia de déficit neurológico focal, deterioro en el examen neurológico, o incremento del volumen del hematoma deberán ser indicación de cirugía. Los hematomas epidurales se han asociado con deterioro rápido neurológico.

Hematoma subdural agudo

El hematoma subdural agudo es una lesión intracraneal común que se presenta en pacientes con trauma craneal. Esta lesión se define como la que ocurre dentro de los primeros días posteriores a la lesión. El hematoma subdural crónico tiene una distinta incidencia, presentación y estrategia de manejo. La incidencia reportada de hematoma subdural crónico cuando se asociad a trauma craneal leve, moderado y severo esta alrededor del 11%. Lesiones asociadas son frecuentemente halladas en los hematomas subdurales agudos y en 30-40% ocurren de manera aislada. Las fracturas de cráneo, hemorragia subaracnoidea, hematomas intracerebrales y contusiones son lesiones asociadas encontradas. En 20-50% de los casos podemos hallar lesiones asociadas como trauma torácico, abdominal y en extremidades.

En general, la tasa de mortalidad en hematoma subdural agudo es mayor en pacientes con hematoma epidural, y son de 60-90%. Factores como la edad, escala de Glasgow, pupilas, lesiones intracraneales asociadas, presión intracraneal y tiempo entre el deterioro neurológico y la evacuación han sido reportados en la literatura como importantes factores pronósticos.

A través de una detallada revisión de la literatura en relación a estos hematomas las guías de Bullock y colaboradores recomiendan:

1. Evacuación quirúrgica de todos los hematomas subdurales agudos con un diámetro mayor de 10 mm o desviación de la línea media más de 5 mm teniendo en cuenta el puntaje en la escala de Glasgow.

2. Todos los pacientes con un hematoma subdural agudo y puntaje en la escala de Glasgow menor de 9 deben someterse a monitorización de presión intracraneal.

3. Pacientes con Glasgow menor de 9, con un hematoma subdural agudo cuyo diámetro es menor de 10 mm y una desviación de la línea media menor de 5 mm pueden ser considerados para tratamiento no quirúrgico dado que a ellos se someterán a monitoreo de la PIC, y deberán permanecer sin alteraciones pupilares y la PIC menor de 20 mmHg, la evacuación es recomendada cuando el puntaje de Glasgow disminuye más de 2 puntos entre el tiempo de la lesión y el tiempo de la admisión, o si el paciente presenta asimetría pupilar o la PIC supera los 20 mmHg.

Lesiones intraparenquimatosas

Las lesiones intraparenquimatosas traumáticas son un grupo diverso de lesiones focales que comprenden los hematomas intracerebrales y las contusiones y lesiones no focales como el edema hemisférico y lesiones difusas. Las lesiones intraparenquimatosas pueden tener localización frontal, temporal, parietal u occipital o combinaciones de la las anteriores y se presentan entre el 15 al 35% de los pacientes con lesiones traumáticas cerebrales.

Las guías de manejo para el manejo quirúrgico de la lesión traumática cerebral por Bullock y colaboradores recomiendan lo siguiente:

1. Pacientes con lesiones parenquimatosas y signos de deterioro neurológico progresivo relacionados con la lesión, hipertensión intracraneal intratable o signos de efectos de masa en tomografía cerebral deberán ser manejados quirúrgicamente.

2. Pacientes con puntaje en la escala de Glasgow de 6 a 8 con contusiones frontales y temporales mayor de 20 CC en volumen o desviación de la línea media más de 5 mm o compresión cisternal en una tomografía cerebral y pacientes con lesiones mayores de 50 cc deberán ser manejados quirúrgicamente.

3. Pacientes con lesiones intraparenquimatosas que no muestran evidencia deterioro neurológico, que presentan PIC controlada y sin efecto de masa significativo en la tomografía podrán ser manejados con monitoreo neurológico, imagenología seriada y de manera conservadora.

4. Procedimientos descompresivos, incluyendo la descompresión subtemporal, lobectomía temporal, y craniectomía descompresiva hemisférica, son opciones de tratamiento para pacientes con hipertensión intracraneal refractaria y lesión parenquimatosa difusa con evidencia clínica y radiográfica de inminente herniación cerebral.

Fracturas craneales

Las estrategias de manejo para manejar las fracturas de cráneo van encaminadas a disminuir el riesgo de infección, tratar la deformidad ósea, disminuir el riesgo de epilepsia y cuando hay déficit neurológico. La presencia de fracturas craneales han estado relacionadas con la presencia de otras lesiones intracraneales. Las fracturas deprimidas y abiertas sin el tipo que requerirá en la mayoría de los casos manejo quirúrgico. Por otro lado, las fracturas cerradas, lineales pueden tener manejo conservador, las fracturas deprimidas representan el 6% de las lesiones craneales y las tasas de infección, morbilidad neurológica, mortalidad y epilepsia tardía pueden ocurrir en el 10%, 11%, 15% y 15% respectivamente.

Después de un cuidadoso análisis de la literatura, las guías de manejo de Bullock y colaboradores recomiendan:

1. Elevación quirúrgica y desbridamiento de fracturas abiertas y deprimidas más que el grosor del cráneo o mayores de 1 cm o con evidencia d disrupción dural, asociadas a hematomas, compromiso de senos, contaminación de herida o infección o deformidad cosmética mayor.

2. Pacientes con fracturas abiertas pueden ser tratados de manera no quirúrgica si no se encuentran algunos de los criterios mencionados anteriormente.

3. Las fracturas deprimidas simples o lineales pueden ser manejadas de manera conservadora.

El tiempo de la corrección quirúrgica y desbridamiento es importante, y deberá realizarse entre las 24 y 27 horas posteriores al incidente. Los antibióticos son recomendados para el tratamiento de todas las fracturas abiertas de cráneo.

Complicaciones

Hematoma subdural crónico

El hematoma subdural crónico (HSC) fue descrito en 1857 por Virchow, quien haciendo notar su origen hemático, le llamó "Paquimeningitis Hemorrágica Interna" (1). Es una colección hemática encapsulada, situada por debajo de la duramadre, caracterizado fundamentalmente por la presencia de una membrana (2). Generalmente ocurre en el adulto mayor (3,4), definida esta como la etapa del ciclo vital iniciada a partir de los 60-65 años (5). Actualmente se observa un aumento en la frecuencia de HSC, probablemente debido a las mayores expectativas de vida y a los adelantos experimentados en los exámenes de neuroimagen que permiten evidenciarlo con facilidad.

El proceso de envejecimiento trae consigo una serie de repercusiones en todas las esferas del individuo (física, mental, social y familiar). A nivel del sistema nervioso se producen cambios estructurales y neuroquímicos como disminución de circunvoluciones, disminución del tamaño de los ventrículos, disminución de las neuronas y de neurotransmisores. Traduciéndose estos cambios en modificaciones a nivel sensitivo, motores, perceptivos, memoria, sueño, que hacen al adulto mayor más propenso a sufrir accidentes y manifestaciones de patologías diferente en comparación con otras etapas de la vida (6).

Para el neurocirujano es un problema de manejo diario y de resolución quirúrgica relativamente sencilla en la mayoría de los casos. Pero bajo su aparente "benignidad", la mortalidad en pacientes con HSC es, en general, de entre 0,5% y 8% y hay trabajos que reportan una mortalidad que llega a 20% (9,10). La mejor comprensión de la fisiopatología de esta entidad, la identificación de factores de riesgo, el avance en los medios diagnósticos y el progreso en las opciones terapéuticas han mejorado notablemente el pronóstico.

Epidemiología

La incidencia es de 1-3 casos por 100.000 habitantes por año, aumentando en los mayores de 70 años a 7/100.000 habitantes. El 83% se presenta en pacientes mayores de 40 años. La edad, tiene factores de riesgo predisponentes, relacionados con la mayor torpeza motriz, trastornos de la marcha, extrapiramidales, aumento de la fragilidad capilar, sin olvidar, por supuesto la importancia de la atrofia cerebral propia del envejecimiento que permite un mayor efecto de los traumas por aceleración y desaceleración sobre las venas puentes parasagitales que ocupan el espacio subdural (8). Se ha señalado predominio del sexo masculino.

Etiología

Diversos factores se han mencionado como causantes, entre ellos el traumatismo craneano, alcoholismo crónico y la anticoagulación. Se ha sugerido que el consumo de alcohol en forma crónica a través de atrofia cortical, coagulopatía secundaria al daño hepático crónico y más probablemente por riesgo de trauma craneano favorecería la lesión. En la literatura está presente entre 10 y 50% de los casos. (11) Otras causas descritas son los tumores primarios, metástasis o malformaciones vasculares, entre otras.

Fisiopatología

El HSC es una colección hemática encapsulada, situada debajo de la duramadre, caracterizado fundamentalmente por la presencia de una membrana compuesta de dos capas, una capa externa y una interna. La capa externa resulta de la reacción meníngea ante la irritación provocada por un sangrado, con desarrollo de vasos sanguíneos, células musculares lisas, eosinófilos, eritrocitos, fibras elásticas y de colágeno. La neovascularización da lugar a grandes sinusoides, con paredes finas y frágiles, con espacios intercelulares que permiten el paso de glóbulos rojos y plasma. De tal forma que se comporta como una estructura semipermeable que permite la entrada de líquido al interior de la cavidad favoreciendo el aumento de volumen del hematoma.

Parece ser que las dos membranas que recubren al hematoma se forman entre la primera y la cuarta semana del primer acúmulo de sangre. A esto e sigue el crecimiento de neocapilares, fibrinólisis enzimática y licuefacción del hematoma. Se ha constatado un aumento de la fibrinólisis local de la membrana externa del hematoma, de manera que se encuentran bajos niveles de fibrinógeno y plasminógeno, y altos niveles de productos de degradación de la fibrina (PDF), que actúan inhibiendo la cascada hemostática. Por tanto, la evolución del HSC se determina por el balance entre la efusión de plasma o resangrado a través de los neovasos, por su fragilidad y aumento de tensión en las paredes del hematoma a medida que éste crece, y por la capacidad reabsortiva de la neomembrana, función primordial de ésta (teoría osmótica de Gardner). El crecimiento progresivo del HSC se correlaciona con la presentación clínica tardía y su coincidencia en edades avanzadas, ya que existe una adaptación encefálica, por una reducción en su peso de aproximadamente 200 g, entre los 40 y 60 años; de esta manera aumenta el espacio extracerebral entre un 6 y un 11%, y deja así crecer a dicha colección subdural hasta crear problemas de espacio.

El curso de HSC es lentamente progresivo, permitiendo la acomodación del cerebro y por lo tanto impide el desarrollo brusco de hipertensión intracraneana.

Cuadro clínico

El cuadro clínico de presentación en el adulto mayor es variado. En 20 a 50% se ha descrito síndrome demencial, que puede ser confundida con demencia propia del paciente añoso. Por lo que se recomienda la investigación a través de tomografía axial computarizada (TAC) cerebral a todo paciente con trastorno cualitativo de conciencia, no importando que sean de edad avanzada. Puede presentarse también como un déficit neurológico transitorio, cefalea, alteraciones del lenguaje, hemiparesia, crisis convulsiva, etc.

Típicamente, el HSC se presenta en individuos mayores de 60 años, hombres, alcohólicos o con discrasias sanguíneas y caídas frecuentes, que consultan por un cuadro clínico progresivo caracterizado por un síndrome motor, que agrega en la evolución signos y síntomas de hipertensión endocraneana.

Diagnóstico

Es extremadamente importante establecer el diagnóstico preciso, dado que puede interpretarse como eventos isquémicos y tratarse como tal (antiagregantes plaquetarios o anticoagulación oral) lo cual es absolutamente riesgoso.

La tomografía axial computarizada simple de cerebro es la ayuda imagenelógica actual de elección para el diagnóstico de esta entidad. El rendimiento de la resonancia magnética no justifica su uso rutinario.

Tratamiento

Se han propuesto múltiples tratamientos, desde la sola observación, uso de medicamentos y diferentes tipos de cirugía. Dada la fisiopatología, posiblemente la mejor opción es el vaciamiento de la colección.

El **tratamiento conservador** se basa en la teoría osmótica de formación y crecimiento del HSC, mediante la administración parenteral de sustancias hiperosmolares, que tienden a reducir, por absorción, el volumen del hematoma.

El procedimiento que parece más recomendado es el drenaje aspirativo cerrado por orificios de trépano. Es un método sencillo, de corta duración, efectivo e incluso puede realizarse con anestesia local. Se ha debatido si el lavado intraoperatorio de la colección mejora los resultados.

El vaciamiento por un catéter subdural fino con craneotomía mínima, realizada bajo anestesia local junto a la cama del paciente tendría igual o menor rendimiento que el drenaje por trépano convencional. La utilización de endoscopia, podría aplicarse en HSC recurrentes, parcialmente tabicados.

Pronóstico

Entre otros factores, además de la edad avanzada de los pacientes o las frecuentes enfermedades intercurrentes que estos tienen, el pronóstico depende en gran medida del estado clínico preoperatorio. El mismo está en relación con la demora en el diagnóstico y la implementación del tratamiento (2). Los factores identificados como de buen pronóstico para la mejoría (luego del tratamiento quirúrgico) del deterioro cognitivo asociado a HSDC son: edad menor a 74 años, puntaje menor a 5 en el score de actividades de la vida diaria y puntaje mayor a 10 en el estudio minimental. (12)

Conclusiones

Con el envejecimiento del Sistema Nervioso, se produce una disminución de la agudeza visual y de la acomodación de la audición a consecuencia de la angioesclerosis del oído interno; una pérdida de la estabilidad durante la marcha debido a la alteración de la conductividad nerviosa vestibular y de la disminución de la sensibilidad propioceptiva. Encontramos además alteración de los reflejos, lo cual incrementa el riesgo de episodios sincopales; paralelo a esto, cambios anatómicos como la atrofia cortical y la disminución de las propiedades visco elásticas dentro de la bóveda craneal, hacen al encéfalo más susceptible al trauma cerrado. El envejecimiento del sistema músculo-esquelético provoca atrofia muscular y de partes blandas, degeneración de estructuras articulares y aumento de la fragilidad ósea, lo que incrementa la tendencia a las fracturas. Aparece el defecto de dos mecanismos protectores de reconocida importancia: la capacidad de respuesta suficientemente rápida y potente del sistema neuromuscular y la acción amortiguadora de las partes blandas que envuelven al hueso, ambos reflejos son imprescindibles para el mantenimiento del equilibrio. (8,9). Estas condiciones crean el ambiente propicio para que los ancianos estén en riesgo de presentar caídas y lesiones traumáticas cerebrales.

Las repercusiones del mismo afectan no sólo el ámbito físico, sino además el aspecto cognitivo, social y económico del individuo con el consecuente impacto en la sociedad.

Si bien la mortalidad del TEC grave reportada por el Traumatic Coma Data Bank (TCDB) alcanza el 33%, algunas series describen cifras de hasta el 60%. (6). Los médicos generales y todo personal que atiene pacientes neurotraumatizados geriátricos deben poseer conocimientos que permitan un manejo inicial adecuado que potencialmente beneficiara en un desenlace satisfactorio para nuestros pacientes.

Que hacer en Urgencias:

1. Reanimación cerebro – cardio – pulmonar

   Asegurar vía aérea

   – Establecer control de la vía aérea

   – Realizar entubación

   Brindar ventilación positiva

   – Mantener normo-oxigenación

   Circulación

   – Acceso venoso (SSN 0.9%)

   – Mantener normotensión, normovolemia

   – Corregir trastornos del ritmo cardíaco

2. Inmovilización: collar cervical, Cabecera 30-45 Grados, posición supina neutra

3. Cuidado primario de heridas:

4. Diagnosticar lesión asociada

   – Serie de Trauma (Rx de Columna Cervical AP, LAT y Odontoides, Lumbar AP y LT, Huesos largos y Cadera.

   – Rayos x de tórax

   – Lavado peritoneal

   – Sonda vesical

5. Laboratorio: hemograma, electrolitos, glicemia, PT, PTT, INR, hemoclasificación, parcial de orinas.

Trauma raquimedular

Dr. Luis Rafael Moscote-Salazar
Dra. Sandra Milena Castellar-Leones

Introducción

El trauma raquimedular es una lesión que incluye alteración tanto de la parte ósea como la medula espinal propiamente dicha, lo cual lo convierte en una lesión mixta, que puede causar alteraciones neurológicas variables dependientes del mecanismo y característica en que se haya producido este, estas alteraciones van desde las sensitivas y motoras hasta las vegetativas. Estas injurias neurológicas pueden presentarse de manera inmediata o de manera segundaria como consecuencia de los cambios metabólicos que se dan en la zona de la lesión.

El trauma raquimedular se presenta más frecuente mente en las personas de corta y mediana edad siendo el rango de mayor incidencia de los 15 a los 28 años, etiológicamente el 40% de los casos son producidos por accidentes de tránsito, 20% por caídas y 40% a heridas de bala, deportes, accidentes industriales y de agricultura. Aproximadamente en el 85% de las ocasiones son hombre, estando esta incidencia altamente relacionada con el consumo de alcohol y manejo de vehículos a altas velocidades, por lo cual también se entiende que la mayoría de los casos se vean en las hora de la madrugada.

Los costos secundarios a la atención y cuidado que demandan los paciente que han sufrido trauma raquimedular son elevadísimos, en estados unidos se calcula que se invierten alrededor de 3,4 billones de dólares, lo que incluye atención y rehabilitación.

Anatomía de la Columna vertebral

La columna vertebral esta conformidad por 33 vertebras, discos intervertebrales, ligamentos, con una longitud en sentido rostro caudal en los hombres de 70 cms y en las mujeres de 60 cms en promedio. En la región cervical están dispuestas 7 vertebras (C1-C7), en la región dorsal 12 (T1-t12), en la región lumbar 5 (L1-L5) y en la región sacra 5 (S1-S5) y el coccíx 3.

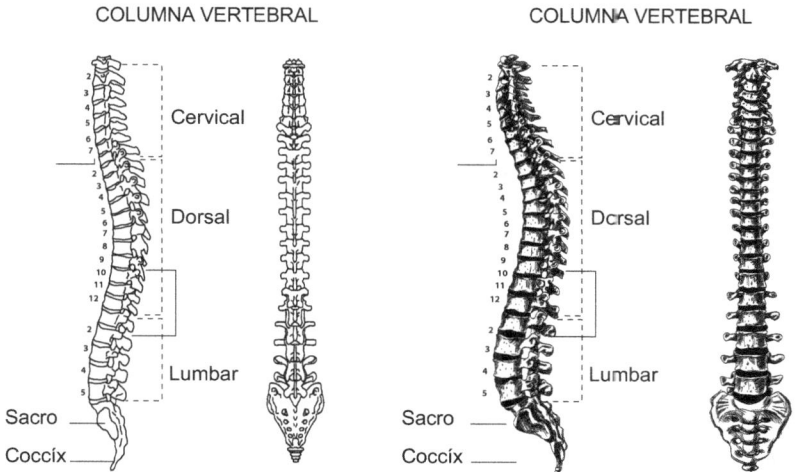

COLUMNA VERTEBRAL

COLUMNA VERTEBRAL

Cervical

Dorsal

Lumbar

Sacro

Coccíx

Unidad Funcional:

El concepto de unidad funcional está determinado por dos vertebras adyacentes, el disco interventrebral y los tejidos paravertebrales interpuestos.

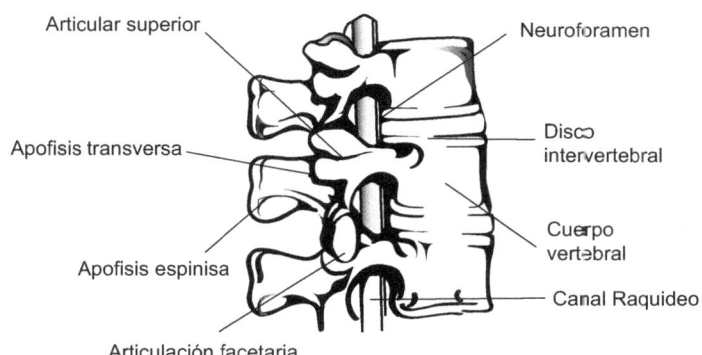

Articular superior

Apofisis transversa

Apofisis espinisa

Articulación facetaria

Neuroforamen

Disco intervertebral

Cuerpo vertebral

Canal Raquideo

Etiología

Los mecanismos por los cuales se presenta un trauma raquimedular comprende la exageración de los grados de los movimientos normales de la comuna así tendremos traumas por flexión, extensión y rotación, además de los traumas del plano axial que son compresión y distracción.

Traumas por flexión: en este caso la hiperflexión puede darse en 2 forma una disruptiva y otra comprensiva; la primera se produce por aplicar fuerzas de distracción en la parte posterior de la columna lo cual lleva a una ruptura de los ligamentos posteriores y una aumento de la presión de las estructuras anteriores, una de las estructuras que puede ser lesionado es el disco intervertebral. En el segundo mecanismo se produce un aumento de las fuerzas comprensivas sobre la parte anterior de la columna pudiendo causar fracturas en los cuerpos vertebrales y lesión de los ligamentos posteriores, cuando las lesiones por flexión son muy violentas se producen la espondilolistesis, que es la luxación de una vértebra que la coloca en una situación superior y anterior con respecto a la que le sigue.

Traumas por extensión: en este caso las lesiones también pueden ser disruptivas o compresivas al igual que en las anteriores; la primera se produce por fuerzas distractoras que impactan la parte anterior de las columna lo que se provoca una lesión o ruptura del ligamento común vertebral anterior o también del disco intervertebral, puede presentarse un desplazamiento hacia atrás de una vértebra superior respecto a la inferior, lo cual puede producir lesión medular. En los ancianos se deforma los cuerpos vertebrales y se disminuye el canal que en cualquier lesión de este tipo fracciona la medula, con sangrado intramedular y lesión neurológica con compromiso de la vía motora, esfínteres y sensorial.

Traumas por comprensión: sucede cuando se aplican fuerzas en el plano axial de la columna como sucede en las inmersiones en aguas poco profundas, lo cual produce una explosión del cuerpo vertebra, a diferentes alturas, estas mismas fracturas pueden producir fragmentos que se introduzcan en el canal vertebral y causar lesión medular.

Traumas por distracción: en este tipo de traumas se produce un estiramiento de las vertebras y muerte súbita, el cuerpo actúa como un vector hacia abajo y la cabeza uno en sentido contrario, como sucede en los ahorcados.

Cuando se presenta una lesión en la columna vertebrar esta puede comprometer solo a las parte de la medula o además de esto coexistir una lesión vertebral, en este caso las se debe hacer una relación entre el mecanismo cuando este compromete la integridad de la vertebrar. Tenemos así el aplastamiento simple del cuerpo vertebral que en los grados más leves produce poco desplazamiento y en los más complicados aplastamientos severos, acuñamiento y listesis lo cual produce una lesión neurológica en la mayoría de las veces. La fractura conminuta cuyo principal riesgo es el desplazamiento de fragmentos óseos al canal medular. En los casos en que la articulación intervertebral sufre luxación por alteraciones de los pedículos, esta puede reducirse por sí sola y estas son más benignas en la zona de la cuada equina por no tener medula espinal, y la de mayor riesgo la torácica por tener un menos diámetro en el canal intramedular y poca movilidad; estas lesiones se conocen como luxo fracturas. Bien, las anteriores son en caso de que el trauma raquimedular se acompañe de fracturas, pero en el caso en que no, los mecanismos son los siguientes: extrusión discal masiva, estas se observa en los traumas del eje axial; subluxación sin fractura de grado variable; luxación completa sin lesión que es infrecuente; traumatismos penetrantes que son generalmente causado por armar blancas, esta es variables y puede ir desde una hemisección hasta la sección completa de la medula. Ahora en estas ocasiones se produce el daño medular, el cual puede ser primario o secundario; la primera es por una lesión agresiva directa sobre la medula, que puede ser causada por la compresión producida por una vértebra desplazada o introducción de un fragmento ósea en el canal; el segundo mecanismo es tardío producto de los cambios metabólicos que se presentan en la medula producto de la lesión primaria, en esta se activan hemorragia, disminuye el flujo de oxigeno y por consiguiente hay prolongación de la lesión.

La fisiopatología del trauma raquimedular la podemos dividir en 2 etapas la primera se da en la parte aguda del trauma, antes de las 8 horas, los cambios son en general vasculares y secundarios a la disminución del flujo producto de las hemorragias, entre las 4 horas se produce necrosishemorrágica en la sustancia gris y antes de las 8 horas se a propagada a la sustancia blanca. La segunda etapa más crónica, cuando las células inflama migran a la medula y proliferación de la células de la neuroglia terminado este proceso en una cicatriz de la zona donde se produjo la lesión.

Contexto clínico

En las lesiones raquimedulares se producen una serie de manifestaciones constantes, estas son: el dolor relacionado con la patología radicular, las anormalidades motoras, anormalidades sensitivas, anormalidades de los reflejos, del tono muscular y de los esfínteres. Todas estas manifestaciones componen los diferentes síndromes medulares que se producen como consecuencia del trauma.

Síndrome de Brown-Séquard: se caracteriza por Hemiparesia o monoparesia de tipo piramidal, ipsilateral, a la lesión; Hipostesia posicional y vibratoria, ipsilateral; Hipoestesia termoalgésica contralateral. Cabe destacar que son más comunes los síndromes de Brown-Séquard incompletos o modificados.

Síndrome centromedular: el signo característico de esta es la disociación del dolor y la temperatura, esto debido a la alteración de las fibra que se decusan en la comisura anterior, destinada al fascículo espinotalámico, las lesiones agudas son producidas por traumatismos y las crónicas por patologías como siringomielia y tumores intramedulares.

Síndrome de la arteria espinal anterior: este se debe a alteraciones de las arteria espinal anterior, se caracteriza por paresias y anestesia por debajo de la lesión, con shock medular, sin alteración de la sensación táctil, posicional o vibratoria, esta patología por lo común es de instauración aguda.

Síndrome del como medular: este se caracteriza por incontinencia urinaria y rectal, anestesia en silla de montar (S3-S5). No hay déficit motor ni alteración de los reflejos musculares profundos. Clínicamente es difícil distinguirlo de una compresión de las raíces de la cola de caballo, aunque en ésta el dolor suele ser más intenso y la alteración de los esfínteres más tardía.

Síndrome de la medula posterior: en esta se altera la propiocepción y se conserva la función motora y sensibilidad al dolor.

Síndrome de la cauda equina: esta ocurre en fracturas distales de L1-L2 se observan, parecías, de miembros, arreflexia, alteraciones de la sensibilidad, incontinencia o incluso tetraplejia.

Diagnóstico

El diagnóstico del trauma raquimedular está dado por la historia clínica y los estudios imagenológicos.

Examen físico: este se va a dividir en varias partes comenzando por la motricidad, en esta se evalúa la contracción de acurdo con la escala de evaluación motora que se compone de 6 niveles de 0 a 5 siendo el 0 sin contracción, el 1 contractura muscular visible, 2 desplazamientos horizontales, 3 cuando levanta venciendo la gravedad, 4 cuando tiene cierta resistencia y fuerza, 5 lo normal. Además se pueden evaluar la parte motora de los grupos musculares con la escala de American Spinal Injury Asociation.

La función sensitiva que hace parte también de la evaluación del paciente incluye: evaluación del tacto, dolor, discriminación y propioceptividad de los diferentes dermatomas, en búsqueda de el nivel sensitivo lo cual nos orienta a la ubicación de la lesión medular. Con respecto a los reflejos osteotendinosos, por lo general en la etapa aguda de la lesión estos estas disminuidos o ausentes y en la parte crónica cuando se presenta el automatismo medular suele presentar hiperreflexia. La función autonómica se evalúa observando el control de los esfínteres, motricidad intestinal y priapismo.

Para evaluar de manera general a los pacientes con lesión neurología se utiliza la escala de Frankel.

Estudio radiológico: el primer estudio imagenólogico a pedir en un paciente con trauma raquimedular para evaluar su estado son la RX AP y lateral de columna vertebral además de una RX de odontoides. Los parámetro básicos para evaluar estas son: alineamiento vertebral, en forma más sencilla es seguir la línea de la cortical posterior de las vertebras; determinar el diámetro del canal raquídeo el anteroposterior es de aproximadamente 8 mm; altura del cuerpo vertebral, forma del cuerpo vertebral; altura del espacio intervertebral, partes blandas prevertebrales como el espacio retrofaringeo que debe ser de 4 mm y el retro traqueal que no pasa el diámetro anteroposterior del cuerpo vertebral y se cuenta después de C4. TAC: Este ayuda a precisar detalles cuando el traumatismo provoca fracturas o fragmentos que migran hacia el canal raquídeo, también puede mostrar hernias discales traumáticas o fragmentos del disco migrados. RESONANCIA MAGNÉTICA: se utiliza para conocer el grado de daño que se presenta en las partes blandas como son los ligamentos, disco intervertebral y sobre todo la medula.

Tratamiento

El manejo del trauma raquimedular visto de manera general se resumen en los 5 pasos siguientes:

1. ABCD e inmovilización
2. intervención farmacológica, para disminuir la severidad del cuadro y las secuelas
3. reducción de la luxación, descompresión del tejido nervioso
4. fijación espinal en caso de inestabilidad
5. rehabilitación del paciente

En cuanto al A, B, C, D, E la A corresponde al manejo de la vía área, la B a la buena ventilación, C circulación y control de hemorragias, D para la prevención de infecciones y la exposición del paciente al medio. Este es el manejo inicial de todo paciente con un trauma.

Intervención farmacológica y medica: la metilpregnisolona hace parte del esquema de tratamiento del trauma raquimedular aunque en los últimos años ha sido criticada por necesidad de altas dosis (30 mg/kg), curva bifásica dosis-respuesta, necesidad de tratamiento temprano, tiempo de curso de neuroprotección paralelo a la farmacocinética tisular, neuroprotección independiente de la actividad glucocorticoide además de la metodología del estudio NASCIS, el cual ha sido uno de los más grandes que se haya hecho con respecto al uso de la metilpregnisolona en trauma raquimedular; esta se usa de la siguiente manera 30mg/kg en los primeros 15 minutos del diagnóstico, seguido de 5.4mg/kg horas, durante 23 horas restantes. El aparato cardiovascular del paciente con sección medular manifiesta hipotensión y bradicardia, por afección del sistema nerviosos simpático, por lo cual todo paciente con sección debe estar monitorizado constantemente. Es importante mantener la volemia y mantener una perfusión adecuada, esto se mejora disminuyendo la viscosidad sanguínea llevando al hematocrito a 30-33%. Pacientes con sección encima de C4, necesitan asistencia ventiladora por afección del diafragma, y posteriormente la necesidad de un marcapaso diafragmático. Con frecuencia hay respiración paradójica, disminución de la capacidad de toser, lo cual lleva a acumulación de secreciones lo cual predispone a neumonía. La estasis sanguínea y la parálisis del paciente, favorece la formación de trombosis venosa profunda y un posible tromboembolismo pulmonar, el paciente debe recibir como profilaxis, movilización pasiva de las piernas, uso de medias elásticas y recibir heparina debajo peso molecular; el tromboembolismo pulmonar causa el 5% de las muertes en paciente con trauma raquimedular. El paciente con trauma raquimedular necesita protección gástrica para evitar las ulceras por estrés, este se da generalmente con ranitidina IV. El paciente con trauma raquimedular puede presentar alteraciones de los esfínteres, en la parte aguda generalmente presenta vejiga neurogénica por lo cual se necesita cateterización. Por la inmovilidad del paciente este puede desarrollar ulceras por decúbito, por lo cual se recomienda cambio de posición cada 2 horas.

Indicaciones quirúrgicas: estas se hace en 2 situaciones la primera cuando existe una comprensión de las estructuras nerviosas como lo son la medula y las raíces, la segunda indicación es cuando se da la inestabilidad espinal, que requiere fijación mediante instrumentación, artrodesis o ambas cosas.

Pronóstico

Este depende del contexto de la fractura, si compromete solo la parte nerviosa o la ósea o ambas, del nivel de la fractura, por anima de C4 implican alteraciones en el diafragma por lo cual el pronóstico es desfavorable, los mecanismos de la lesión también influyen, pues son unos más violentos que otros, ejemplo de esto son los traumatismos por distracción que producen desprendimiento de la medula y muerte súbita, al igual que los factores anteriores el tratamiento oportuno y la aplicación en primera instancia del A, B, C, D marcaria de gran manera la posibilidad de sobrevida del paciente por lo cual, el pronóstico de un trauma raquimedular es totalmente variable, aunque es de saber que todos los pacientes que sobreviven necesitan la rehabilitación, mas aquellos que queda cuadripléjicos o parapléjicos, para que intenten llevar una vida productiva en la sociedad.

Bibliografía

1. Al-Khateeb H, Oussedik S. The management and treatment of cervical spine injuries. Hosp Med 2005; 66: 389-95.
2. American Spinal Injury Association (ASIA). Standards for neurological and functional classification of spinal cord injury, re ved. Chicago, IL: American Spinal Injury Association; 1992.
3. Yeshua I. Spinal Injuries. En: First Aid Emergencies. Nancy L Caroline Editor. Longman Singapore Publishers Lda. Singapore, 1991.
4. Bracken MB, Shepard MJ, Collins WF, et al. A randomized, controlled trial of methylprednisolone or naloxone in the treatment of acute spinal-cord injury: Results of the Second National Acute Spinal Cord Injury. N Engl J Med 1990; 322: 1405-11.
5. Arnold PM. Spine trauma management in the twentyfirst century. Injury 2005; 36 (suppl 2) S1.

CAPÍTULO

13

Dra. Carolina Polo-Torres
Dr. Luis Rafael Moscote-Salazar

Urgencias de trastornos del movimiento

Los desórdenes que involucran movimientos anormales e involuntarios, se caracterizan por afectar todo el cuerpo; estos movimientos pueden ser modificados pero no abolidos por el paciente. Se superponen a movimientos motores voluntarios coordinados, postura, expresión corporal y facial.

La localización neurológica de estos movimientos en general es extrapiramidal, la causa puede ser de origen metabólico, bioquímico y genético.

Tipos de movimientos

a) Temblor

Movimiento rítmico, estereotipado, alternante, no voluntario, que puede afectar a cualquier músculo del cuerpo, en general se presenta en grupos musculares, con igual velocidad y amplitud. Su presencia no es siempre patológica, puede aparecer en ocasión de temor o gran excitación.

A continuación diferenciaremos tres tipos de temblor:

- *En reposo*, grueso, lento característico del Parkinsonismo.
- *De intención*, se asocia afectación cerebelosa.
- *Postural*, rápido, fino, gran amplitud, que aparece en ocasión de diferentes cuadros, como ansiedad, desordenes metabólicos (alcoholismo, tirotoxicosis, falla hepática, enfermedad de Wilson) y temblor esencia benigno.

b) Distonía

Contracción muscular sostenida, que ocasiona posturas anormales que puede ocasionar torsión y deformación de los músculos afectados, pueden exacerbarse con el movimiento, de acción, con movimientos coordinados voluntarios.

Dentro de estos tipos tenemos a: tortícolis, contractura del escribano, bleferoespasmo entre otras.

Se observa muy comúnmente inducido por medicamentos como antipsicóticos y dopaminérgicos.

c) Atetosis

Incapacidad de mantener una posición en cualquier parte del cuerpo, la posición se ve alterada con movimientos, lentos, no-intencionados y sinuosos que se superponen unos con otros. Característicamente se afecta prominentemente las manos, cara, lengua y garganta.

d) Balismo

Movimiento brusco, incontrolado, sin patrón característico de una extremidad, generalmente superior. Aparecen cuando existe lesión subtalámica.

e) Corea

Esta palabra proviene de una griega cuyo significado es "danza". Se definen como movimientos arrítmicos, involuntarios, rápidos, son no-intencionados, pero el paciente puede darle objetivo, como actos incorporados para restarles notoriedad, son discretos en comparación con los mencionados anteriormente. Cuando esto ocurre los movimientos suelen ser exagerados y extraños.

La etiología suele ser muy variada desordenes hereditarios, de origen reumático, inducida por medicamentos, por enfermedades sistémicas, hemicorea asociada con enfermedad cerebrovascular, tumores y malformaciones vasculares.

f) Mioclonus

En general se acepta las definiciones contracciones de grupos musculares, que generalmente son cortas, severas y súbitas, este es el Mioclonus *positivo*, existe otro tipo que es el *negativo*, caracterizado por la inhibición de movimientos.

g) Fasciculaciones

Contracción muscular de baja amplitud y generalmente de corta duración, que característicamente no es lo suficientemente enérgica como para ocasionar movimientos de la articulación.

h) Acatisia

Incapacidad de sostener una posición de forma prolongada, ya sea del cuerpo o de un miembro, la cual se caracteriza por movimientos complejos como tics, manierismos o movimientos estereotipados, que generalmente desaparecen cuando se realiza un acto voluntario.

i) Tic

Se dividen clínicamente en dos tipos *motores* y *fónicos*, los cuales pueden estar superpuestos, como en Síndrome Gilles de la Tourette.

Los motores se caracterizan por ser movimientos rápidos, espasmódicos, estereotipados y aleatorios, clínicamente se diferencian de otras Discinesias por los movimientos oculares involuntarios que acompañan a los pacientes.

Los tics fónicos presentan características varias que van desde carraspeo (aclararse la garganta), coprolalia (expresar obscenidades), sonidos que asemejan animales (ladrar, maullar, etc).

j) Movimientos estereotipados

Movimientos repetitivos, idénticos frecuentes que pueden durar minutos.

Evaluación clínica

Como es usual es este apartado el más importante para la aproximación diagnóstica y terapéutica.

Anamnesis

a) Antecedentes familiares: especial atención a las diferentes enfermedades con sustrato genético como: Corea de Sydenham, Síndrome de degeneración hepatolenticular, entre otros.

b) Antecedentes personales: uso reciente de medicamentos (en especial neurolépticos, entre otros), exposición a tóxicos.

c) Enfermedad actual: aclarar si el cuadro clínico es de inicio agudo o crónico, síntomas asociados y la interferencia con las actividades diarias.

Examen Físico

a) Observación: actitud, posición adoptada al sentarse, postura motora espontánea (postura adoptada, forma de sentarse levantarse, moverse), expresión facial (hipomimia en Síndrome de Parkinson, frecuente), marcha, movimientos involuntarios.

b) Examen neurológico

Evaluación de conciencia

Escala de Glasgow

Pares craneales

Respuesta pupilar a la luz

Fondo de ojo

Motor

Sensibilidad

Reflejos Osteotendinosos

Síndromes

1. Enfermedad de Parkinson

Fisiopatología

Deficiencia del neurotransmisor, dopamina, a nivel de la sustancia negra, que se localiza en la base del cerebro, que ocasiona disminución de estimulación por parte de estas células a otras estructuras cerebrales, que se encargan de interpretar las señales enviadas para producir movimiento.

Movimientos anormales

Existen muchas características involucradas en esta enfermedad, sin embargo hemos decidido enumerar las más frecuentes y que hacen parte del síndrome conocido como *Parkinsonismo*, las cuales son las siguientes:

a) Hipomimia: Característica clínica significativa, en la cual se encuentra ausente la expresión facial, que es llamada *Fascie de máscara*.

b) Temblor en reposo: lento, grueso, que inicia por el primer dedo y luego compromete progresivamente el resto.

c) Rigidez articular: *Signo de la rueda dentada*.

d) Bradiquinesia: Movimientos lentos.

e) Hipoquinesia: Disminución de movimientos motores voluntarios.

Curso clínico

Inicio progresivo, que afecta unilateral, para luego tornarse bilateral. Los síntomas iniciales corresponden a los mencionados anteriormente, otros son: hipotensión ortostática, estreñimiento, impotencia sexual, estreñimiento, ansiedad, depresión y demencia en estadios avanzados.

Tratamiento

1. Restauración dopaminérgica

Levodopa- inhibidor de descarboxilasa periférica

Dosis: 125mg cada 12 horas

Se aumenta la dosis cada 3 días hasta alcanzar la dosis de 250mg cada 8 horas o mejoría clínica, con ausencia o pocos efectos adversos.

Efectos adversos: Generalmente gastrointestinales (intolerancia al medicamento, anorexia, vómitos, epigastralgia), raros como arritmias cardiacas y trastornos de comportamiento.

Existen otros medicamentos dentro de este grupo como son: Pramiprexol, Bromocriptina, pergolida mesilato, hidrogenmaleato de lisurida y Amantadina que hacen parte del manejo terapéutico dado por el especialista.

2. *Efecto anticolinérgico*

Menos efectivos que los agonistas dopaminérgicos. Actúan al parecer reduciendo la acción colinérgica al nivel estriatal.

Biperideno

Dosis: Inicial, 1mg cada 12 horas, aumentando la frecuencia hasta cada 8 horas, dado por su corta vida plasmática.

Efectos adversos: Afectación de conducta, bradipsiquia, disminución concentración y atención, confusión, inquietud.

Clorhidrato de trihexifenidilo

Dosis: Se inicia con 1mg por día, hasta alcanzar respuesta clínica o dosis máxima de 15mg día.

Efectos adversos: mareos, náuseas, en fases iniciales de tratamiento. Los trastornos de comportamiento, íleo paralitico entre otros, derivados por la acción anticolinérgica, se pueden evitar utilizando la estrategia dosis respuesta, lo cual requiere un seguimiento estrecho de los pacientes.

2. Enfermedad de Huntington (Corea de Huntington)

Fisiopatología

Enfermedad genética, de transmisión autosómico dominante con penetrancia completa, expresión genética de DNA del cromosoma 4.

Los hallazgos neurológicos encontrados aún no han sido correlacionados de forma exacta con la expresión clínica en el paciente, entre ellos atrofia de ganglios basales, cuerpo estriado, corteza cerebral, con disminución del peso cerebral hasta de un 30% en casos avanzados.

Además de una disminución de la concentración del ácido gamma-aminobutirico, descarboxilasa en corteza cerebral, putamen y núcleo caudado.

Movimientos anormales

Tics, movimientos estereotipados, caídas frecuentes, rigidez.

Luego aparece Corea, que afecta progresivamente los grupos musculares faciales, incluyendo los músculos oculares, lo cual ocasión dificultad para la visión, además se afecta el habla, la capacidad de alimentarse y la respiración.

La afectación cognitiva aparece paralelamente a la motora, con incapacidad para planear, organizar y ejecutar actividades, con bradipsiquia, bradilalia, dificultad para expresarse, raramente llegando a la afasia.

Curso clínico

Esta es una enfermedad progresiva y degenerativa, la cual se expresa a la edad entre 35-40 años, que suele iniciar con la afectación motora, progresiva, luego la cognitiva, llegando a presentarse como conducta irritable, agresividad, desordenes afectivos, psicosis y demencia.

Tratamiento

Enfocados a síntomas motores: Haloperidol.

Síntomas psiquiátricos: Inhibidores de recaptación de Serotonina, benzodiacepinas y anti psicóticos.

3. Discinesias inducidas por drogas

Fisiopatología

Bloqueo de receptores de Dopamina D-2.

Movimientos anormales

Distonía aguda

Discinesias

Acatisia

Discinesia tardía

Parkinsonismo

Curso clínico

Generalmente dosis dependiente y de rápido establecimiento, con excepción de Discinesia tardía la cual aparece en tratamiento prolongado, generalmente en mujeres, su aparición es variable, pero puede ocurrir hasta después de la quinta década, pacientes ancianos y aquellos con compromiso neurológico previo.

Tratamiento

Consiste en dos aproximaciones:

Disminución de dosis o considerar cambio de medicamento.

Anticolinérgico como el Biperideno, en caso de tratamiento agudo se inicia con una ampolla intramuscular de 5mg hasta alcanzar remisión o disminución de sintomatología, en caso de posibilidad de tratamiento ambulatorio como en el caso de Acatisia, acinesia Parkinsonismo, se inicia con una dosis de 2mg.

4. Enfermedad de Wilson (Degeneración hepatolenticular)

Fisiopatología

Enfermedad de transmisión genética autosómico recesiva, que ocasiona alteración en el gen localizado en el cromosoma 13, que produce ATP7B, que produce una proteína alterada, con capacidad disminuida para adherirse al cobre, la Ceruloplasmina, lo que ocasiona aumento de cobre libre, el cual se deposita, en sistema nervioso central (ganglios basales), hígado, riñón y glóbulos rojos.

Movimientos anormales

Tremor, Distonía, coreoatetosis y Parkinsonismo.

Otros síntomas neurológicos, son disartria, disfagia, ataxia y pseudoesclerosis-múltiple.

Como dato clínico, los pacientes con afectación neurológica invariablemente tienen Anillos de Keyser- Fleischer.

Curso clínico

Aproximadamente la mitad de los pacientes muestran síntomas de hepatitis en edad temprana, sin embargo esta enfermedad puede ser silente, el otro pico clínico se encuentra en la tercera y cuarta década, con síntomas psiquiátricos, sin embargo se ha diagnosticado en un amplio rango de pacientes hasta en la séptima década.

Tratamiento

Agentes quelantes

Penicilamina

Dosis: 250-500mg cada 6 horas.

Efectos adversos: Leucopenia, trombocitopenia, anemia hemolítica, neuritis óptica, miastenia gravis, entre otros.

Bibliografía

1. Weisberg, La., Garcia, C., Strub, R. Essentials of Clinical Neurology: Abnormal Involuntary Movement Disorders (Dyskinesias).
2. Gonzalez MA., Lopera WD., Arango A. Manual de terapéutica 2010-2011. Editorial CIB, 2010.
3. Chamberlin, SL., Narins, B. The Gale enciclopedia of Neurological disorders. Volume 1-2. Thompson Editorial. 2005
4. García-Ruiz, PJ., García-Torres, A., Carnal-Martin, JP., Cabo-López, I., García-Bermejo, P., Loarte, MV. Algunas reflexiones sobre la patofisiología de los movimientos anormales. Rev Neurol 2006; 43 (supl. 1): S157-S159.
5. Micheli, F. Movimientos anormales para el internista. Curso pre-congreso MEDICINA (Buenos Aires) 200C; 60 (supl. I): 94-99.

Otros títulos de iMedPub

- *La Salud en los Medios* por Roxana Tabakman.

- *Redacción de Artículos Científicos en Ciencias de la Salud* por Diego Camps.

- *Cerebro, mente y conciencia. Un enfoque multidisciplinar* de Alejandro Melo Florián.

- *Casos Clínicos. Semiología y Publicación* de Ricardo Correa y Christian Ortega.

- *Recopilatorio de Criterios diagnósticos,* de Carlos Vázquez.

- *Legitimo fibrocemento. Una historia de medicina y media de amor en San Carlos de Bariloche, Argentina* la historia de la rotación de un MIR, Roberto Sánchez Sánchez, en tierras argentinas.

www.ingramcontent.com/pod-product-compliance
Lightning Source LLC
Chambersburg PA
CBHW082136290526
45794CB00008B/3063